indayi

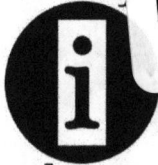

edition

Über den Autor:

Dantse Dantse ist gebürtiger Kameruner und Vater von fünf Kindern. Seit Jahren beschäftigt er sich mit dem Zusammenhang zwischen Gesundheit, Natur und Lebensmitteln. Inspiriert von seinen Erkenntnissen und Kenntnissen aus Afrika, die er in vielen Lehren gelernt hat, von seinen eigenen Erfahrungen und Experimenten, von wissenschaftlichen Studien und Forschungen und von Erfahrungen aus anderen Teilen der Welt hilft er als Ernährungsberater durch sein Coaching Frauen, Männern und Kindern, gesünder zu werden.

Dantse hat in Deutschland studiert und lebt seit über 25 Jahren in Darmstadt. Ernährung, Gesundheit, Stress, Burnout, Spiritualität, Körper, Familie und Liebe – das sind nur einige wenige der Gebiete, auf denen sich der Coach und Autor in den letzten Jahren erfolgreich profilieren konnte.

Als unkonventioneller Autor schreibt er gerne Bücher, die seine interkulturellen Erfahrungen widerspiegeln. Er schreibt über alles, was Menschen betrifft, berührt und bewegt, unabhängig von kulturellem Hintergrund und Herkunft. Er schreibt über Werte und über Themen, die die Gesellschaft nicht gerne anspricht und am liebsten unter den Teppich kehrt, unter denen aber Millionen von Menschen leiden. Er schreibt Bücher, die das Ziel haben, etwas zu erklären, zu verändern und zu verbessern – seien es Ratgeber, Sachbücher, Romane oder Kinderbücher.

Sein unverwechselbarer Schreibstil, geprägt von seiner afrikanischen und französischen Muttersprache, ist sein Erkennungsmerkmal und wurde im Text erhalten und nur behutsam lektoriert.

Smart Coaching – knapp auf den Punkt gebracht

Ohne Medikamente auskommen: Iss und trink dich gesund!

Eine Ernährung, die heilt, fit & jung macht: bitter, basisch, vitamin- und mineralstoff- und antioxidantienreich

Giftstoffe vermeiden

von Dantse Dantse

afrikanisch inspiriert – wissenschaftlich fundiert

Besuche uns im Internet:

www.indayi.de

indayi

i

edition

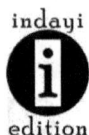

Bibliografische Information der Deutschen Nationalbibliothek:

Die Deutsche Nationalbibliothek verzeichnet diese Publikation in der Deutschen Nationalbibliografie; detaillierte bibliografische Daten sind im Internet über http://dnb.d-nb.de abrufbar.

2. Auflage Januar 2016

© indayi edition, Darmstadt

Bildnachweise: Moringa – © amazingwellnessmag.com, Ölflasche – Pixelio © Uwe Wagschal, Palmöl © oneVillage Initiative, via Wikimedia Commons, Zwiebel © Amada44, via Wikimedia Commons, Ingwer © Mgmoscatello, via Wikimedia Commons, Knoblauch © Dubravko Sorić Sora, via Wikimedia Commons, Lachs – Fotolia © Valeria Tarleva

Umschlaggestaltung, Satz und Lektorat: Birgit Pretzsch

Printed in Germany

ISBN-13: 978-3-946551-14-0

Vorwort
Gesunde Ernährung, gesunder Körper, aber mit welchen natürlichen Lebensmitteln?

Seit Jahren beschäftige ich mich mit dem Zusammenhang zwischen Gesundheit, Natur und Lebensmitteln. Inspiriert von meinen Erkenntnissen und Kenntnissen aus Afrika, die ich in vielen Lehren gelernt habe, von meinen eigenen Erfahrungen und Experimenten, von wissenschaftlichen Studien und Forschungen und von Erfahrungen aus anderen Teilen der Welt helfe ich als Ernährungsberater durch mein Coaching Frauen, Männern und Kindern, gesünder zu werden. Um diese tollen Erkenntnisse an mehr Menschen zu bringen und mehr Menschen zu helfen, habe ich mich entschieden, diese Buchreihe zu schreiben.

Dieses Buch ist fast ein Selbsterfahrungsbericht, denn der Autor muss mit gutem Beispiel voran gehen. In den letzten 20 Jahren war ich nur ca. 5 Mal beim Arzt und fast jedes Mal ging es nur um meine Leiste. Ich habe in dieser Zeit auch nicht eine einzige Tablette genommen. Ich bin Ende vierzig und fühle mich wie ein 25jähriger, starker Mann.

Ich lasse mich regelmäßig untersuchen, einfach um zu wissen, wie es bei mir steht und in welchen Bereichen ich mich verbessern sollte. Bei meinem letzten Check war mein Arzt über meine Werte erstaunt. Alles im grünen Bereich. Er meinte ich hätte die Gesundheit eines Mittzwanzigers: Muskeln und Nervenfunktionen waren hervorragend. Er selbst ist 10 Jahre jünger als ich, sieht aber 5 Jahre älter aus. Dies ist bis jetzt allein durch die Natur möglich und Lebensmittel sind unsere besten Freunde aus der Natur. Viele Menschen, die ich ganzheitlich berate (denn die psychische Hygiene spielt auch eine Rolle), konnten ihre chronischen Krankheiten verschwinden sehen.

Du wirst erstaunt sein, wie eine Ernährungsumstellung viele deiner Beschwerden beseitigt, dich gesund macht, und du wirst staunen, wieviel du dabei abnimmst, wie viele Muskeln du aufbaust und wie viel vitaler und glücklicher du bist. Das ist fast magisch.

Viele Lebensmittel haben vorbeugende und vor allem nachhaltige Wirkung. Wichtig ist es, verschiedene Lebensmittel gleichzeitig zu sich zu nehmen und eine gesunde Ernährung als Grundbasis der Essgewohnheit zu übernehmen.

Wenn du auch nur einen Teil der Hinweise in diesem Buch befolgst, wirst du sehen, wie schnell es dir besser gehen wird. Du wirst erfreut feststellen, dass viele deiner Beschwerden rasch verschwinden. Ich bin mir sehr sicher. Wenn nicht, nimm Kontakt mit mir auf und gemeinsam werden wir sehen, warum es nicht klappt.

In diesem „Einstiegsbuch" erhältst du Hinweise, wie du deine Gesundheit ganzheitlich mit natürlichen Lebensmitteln stärkst, schützt, zu erhältst oder wiedererlangst. Dieses Buch ersetzt überhaupt nicht ärztliche Konsultationen und Arztbesuche, aber es hilft dir deine Gesundheit zu stärken, Krankheiten vorzubeugen, medizinische Therapie zu unterstützen. Es gibt dir wieder ein schönes Gefühl und stärkt dein Selbstvertrauen und fördert einen besseren Kontakt zu dir. Denn die Natur bist du und du bist die Natur. Sich mit natürlichen Lebensmitteln und anderen natürlichen Mitteln auseinanderzusetzen, heißt, sich besser zu verstehen. Wer sich gut kennt und sich gut versteht, lebt gesünder, glücklicher und friedlicher, so sagt ein afrikanisches Sprichwort.

Ich erweitere dein Wissen und bereichere dich mit sehr vielen neuen Informationen und mit exklusiven Erkenntnissen über neue Stoffe und Lebensmittel, wie selten ein Autor zuvor. Dies ist nur möglich, weil ich vieles aus Afrika mitbringe, neue Lebensmittel mit erstaunlichen Heilkräften, die zwar Forschern und Wissenschaft, aber noch nicht dem normalen Menschen bekannt sind.

Dieses Buch ist einfach geschrieben und für jeden leicht zu verstehen; hier findest du viele nützliche und ausführliche Informationen an einem Ort versammelt:

- Vitamine und Mineralstoffe: wo sie vorkommen, ihre Funktion, was ein Mangel verursacht

- Gifte und Chemikalien in Lebensmitteln und Gegenmaßnahme

- Basische, bittere, säuerliche Lebensmittel

- Natürliche Antibiotika

- Und vieles mehr

Das Buch ist absichtlich frei von komplizierten Fachwörter und Fachdefinitionen, die sowieso niemand richtig versteht, damit du direkt, ohne viel zu überlegen, handeln kannst und verstehst, was dir guttut.

Ein Einstiegsbuch für jede Frau und jeden Mann, damit du selbst weitersuchst und verstehst, wie sehr das, was du isst, deine Gesundheit bestimmt. Diese Mischung aus eigener Erfahrung, Wissenschaft und Kenntnisse aus Afrika macht dieses Buch ein Wissensschatz für ein gesundes Leben.

Inhaltsverzeichnis

Einführung: Zusammenhang zwischen Ernährung, Lebensmitteln und der Gesundheit: Eine kleine, persönliche Geschichte

Meine Mutter geht seit über 50 Jahren nicht zum Arzt, weil sie kaum krank ist; mein Bruder und meine Schwester, die beide in Deutschland studiert haben und heute wieder in Kamerun leben, haben seit Jahrzehnten nicht an die Tür eines Mediziners geklopft und auch ihre Kinder waren noch nie beim Arzt – sie sind nicht gegen Medizin oder Ärzte, aber alle erfreuen sich einer so robusten Gesundheit, dass sie kaum krank sind. Durch ihre Ernährung bekämpfen und verhindern sie Krankheiten ganz automatisch.

Schon in meiner Kindheit vor über 40 Jahren in Afrika habe ich gelernt, dass eine gute Ernährung und die richtige Auswahl an Lebensmitteln die halbe Gesundheit sind. Meine Eltern sagten uns immer „gut gegessen und Gott lässt dich gesund". In diesem Satz steckt viel Wahrheit.

Ich wuchs zwar in einer sogenannten „modernen" Familie auf, aber unsere Ernährung blieb afrikanisch. Es fiel uns damals schon auf, dass befreundete Familien, auf ähnlichem sozialen

Niveau, häufig über Gesundheitsbeschwerden klagten, wir staunten, wie häufig Eltern und Kinder krank wurden und zum Arzt mussten. Ein Nachbar fragte uns, warum wir so selten krank seien, seine Kinder müssten ständig Medikamente nehmen, drei der fünf Kinder hätten schon früh eine Brille gebraucht, die zwei ältesten hätten andauernd Bronchitis und alle waren übergewichtig. Mein Vater vermutete, dass die Beschwerden mit dem westlichen Ernährungsstil zusammenhingen, den die Familie übernommen hatte. Es wurde allgemein als Zeichen des sozialen Erfolges gesehen, wenn man versuchte, wie Europäer zu leben und sich von der gesunden afrikanischen Ernährung distanzierte. Ich erinnere mich, dass sich viele Menschen über uns lustig machten und meine Eltern kritisierten, weil es unserem sozialen Stand nicht angemessen sei, immer so afrikanisch zu essen – man solle doch zeigen, dass man „angekommen" sei!

Also gab es in der besagten Familie nicht mehr das warme afrikanische Frühstück, sondern Weißbrot mit Käse, super gezuckerte Dosenmilch von Nestlé, Kakaopulver, in dem fast kein echter Kakao ist, Dosenfisch, usw. Mittags und abends gab es nur noch Reis, mit Weißmehl panierte Gerichte, Fertiggerichte aus der Dose, Pommes mit Mayonnaise und Ketchup, diverse Joghurts und Puddings als Nachtisch, Wasser als Getränk war verschwunden und wurde ersetzt durch Cola und

Fanta – alles erworben in den Supermärkten der „Weißen".

Ja, so sah die Ernährung der erfolgreichen Menschen in Kamerun aus. Man meinte, damit sei man „zivilisiert", so wie die Europäer. Mein Vater riet dem Nachbarn, für mindestens 3 Monate auf all diese Lebensmittel zu verzichten und auf die ursprünglich, afrikanische Ernährung zurückzukommen, mit viel frischem Gemüse und Obst, mit Gewürzen, Ingwer, kaum Weißmehl und noch weniger Zucker und dem totalem Verzicht auf Dosenmilch. Dann sollte er schauen, wie sich die Dinge entwickeln. Und tatsächlich waren nach einigen Wochen viele der Beschwerden der Familie von alleine verschwunden und die Kinder brauchten kaum noch Medikamente. Die Ernährungsumstellung – weg von der industriell gefertigten Nahrung – hatte die Familie wieder gesund gemacht.

Während meiner Recherchen für mein Anti-Aging Buch las ich viel über Menschen, die lange und gesund lebten oder noch leben. Ich redete mit Menschen, die ohne medizinische Hilfe im Alter noch fit waren. Und mir fiel ein gemeinsamer Nenner auf: alle ernährten sich sehr gesund, vor allem mit sehr wenig sogenannter „Industrienahrung". Sie tranken kaum Cola oder Limo, sie aßen wenig Weißmehl und Milchprodukte aus konventioneller Tierhaltung, Fast Food war bei ihnen so gut wie verboten und Kaffee tranken sie kaum. Sie ernährten sich so, wie ich es aus meiner Kindheit kannte, und was man „unzivilisiert und primitiv" nannte.

Die normalen Essgewohnheiten meiner Heimat Kamerun sind genaugenommen bereits ein Diätprogramm und medizinische Kur in einem. Das Essen ist vielseitig, vitamin- und mineralstoffreich, basisch, enthält viel frisches, pestizidfreies Gemüse und Obst, es wird gut und scharf gewürzt, mit Chili, Ingwer und Kräutern, es gibt viel Fisch und gesundes Rindfleisch (die Rinder in Kamerun fressen nur Gras) und das Essen wird mit viel gesundem Pflanzenöl zubereitet – bevorzugt Palm-, Erdnuss- oder Kokosöl. Bei einer solchen Ernährung werden die Lebensmittel zu Naturheilmitteln für Körper und Seele und man ist ganzheitlich gesund. Viele Krankheiten, unter denen Menschen in den westlichen Ländern leiden, sind in weiten Teilen Afrikas unbekannt, da schon sehr früh darauf geachtet wird, dass man gesundes Essen zu sich nimmt, um Krankheiten vorzubeugen.

Grundvoraussetzung für eine Ernährungsart die heilt

Die Grundvoraussetzung damit Lebensmittel heilen und helfen ist, bestimmte Sachen zu wissen und dieses Wissen anzuwenden. Es ist wichtig, eine Grundeinstellung zu gesunden Lebensmitteln zu haben. Dabei spielen basische Lebensmittel, gesunde Öle sowie vitamin- und mineralstoffreiche Lebensmittel die zentrale Rolle.

Ich bereichere die Leser, indem ich viele exotische Lebensmittel mit aufliste, die es hier zu kaufen gibt, die aber viele noch nicht kennen, und die wundersame Heilkräfte haben.

Gesunde Darmflora: Erste Voraussetzung für ein gesundes Abnehmen und erfolgreiche Krankheitsvorbeugung

Jegliche Regeneration, Entgiftung und Heilung beginnt im Darm, das bedeutet, über die Ernährung. Genauso wie das Abnehmen. Diese Erkenntnis hat eine zentrale Bedeutung in der afrikanischen Medizin.

Um gesund abzunehmen und Fett zu verbrennen, ist eine gesunde Flora und Darmschleimhaut erforderlich. Ist der Darm nicht in Ordnung ist kaum Heilung durch Lebensmittel und nachhaltiges Gewichtverlieren möglich, denn im Darm findet die Aufspaltung, Verarbeitung und Aufnahme von Nährstoffen statt und von dort werden sie dann im ganzen Körper verteilt.

Mit Kräutern kann man am besten seinen Darm reinigen und gesund bekommen. In meiner Herkunftsheimat gibt es eine Sauce mit über 20 Gewürzen, die man so trinken kann oder mit Maisbrei zusammen isst. Diese Sauce (Nkui) wäscht regelrecht den Bauch und beseitigt Darmschleimhautentzündungen.

Kräuter bekämpfen Krankheitserreger im Darm, Darminfektionen, Darmkrämpfe, Durchfall, stärken die Immunabwehr des Darms und regenerieren ihn, regen die Säurebildung an. Es handelt sich zum Beispiel um Oregano, Basilikum, Enzian, Anis, Sellerie, Dill, Kapuzinerkresse.

Mit Probiotika kann man dieses Ergebnis auch erfolgreich erreichen. Probiotische Milchsäurebakterien sind beispielsweise in Sauerkraut enthalten.

Weitere Lebensmittel, die die Darmflora reinigen und sie regenerieren lassen sind:

- Ingwer,

- Zwiebel

- Knoblauch

Würde man bei der Essenzubereitung öfter diese drei Lebensmittel benutzen, am besten zusammen, bräuchte man kaum noch etwas Besonderes zu tun. Es würde ausreichen. Außerdem:

- Okra

- Bitter Blatt (Bitterleaf) und alle bitteren Gemüse, wie Chicoree, Artischocken und Schwarzwurzeln

- Sehr wirksam: Tee aus Guaven und Mangoblätter und -rinde, wenn man will

- Bestimmte Obstsorten wie Apfel (Braeburn), Heidelbeeren, Brombeeren, Grüne Mango, Banane – sie haben eine desinfizierende Wirkung.

- Vitamin C über Sanddornsaft

- natürliche „Antibiotika", wie kaltgeschleuderter Bienenhonig, lindern Entzündungen im Darm

- Pflanzliche Öle sind sehr wichtig bei der Wiederherstellung einer gesunden Darmflora

- Tees wie Pfefferminze, Kamille, Ingwer

In meinem Buch „Gesund und geheilt mit der Lebensmittelapotheke" kann man noch mehr darüber erfahren.

Mit Fasten kann man seine Darmflora ebenfalls bereinigen. Regelmäßige Fastentherapien wirken nach meiner eigenen Erfahrung meist besser als Medikamente.

Welche Lebensmittel machen uns gesund und wirken wie Tabletten?

Vitaminreiche Lebensmittel: Tabelle wichtiger Vitamine mit ihren Funktionen und eine Liste mit Lebensmitteln, in denen sie zu finden sind

Ich habe nicht alle Lebensmittel hier aufgenommen, damit die Liste noch übersichtlich bleibt. Viele der Lebensmittel kann man einfach auf dem hiesigen Markt finden.

Es gibt exotische Lebensmittel, wie Moringa oder Okra, die sehr viele verschiedene Vitamine enthalten. Über diese Tropenfrüchte und Lebensmittel werde ich ein separates Buch schreiben.

Vitamine werden in zwei Gruppen unterteilt:

1   Fettlösliche Vitamine : A, D, E, K

2   Wasserlösliche Vitamine: B-Gruppe und C

(*** Mit Hilfe von Jumk.de)

Name	Hauptvor-kommen	Wirksam-keit	Mangel
Vitamin A (Retinol)	Lebertran, Leber, Niere, Milchprodukte, Butter, Eigelb, als Provitamin A in Karotten	Normales Wachstum, Funktion und Schutz von Haut, Augen und Schleim-haut	Wachstums-stillstand, Nachtblind-heit
Pro Vitamin A Beta Carotin	In gelb-orangem und grünem Obst: Möhren, Aprikose, Spinat, Melone, Kürbis Petersilie, Grünkohl, Süßkartoffel	Vorstufe von Vit. A Antioxidan-tien machen freie Radikale unschädlich, unterstützen das Immun-system.	Beschleunig-ter Alterungs-prozess
Folsäure	Leber, Eidotter, Aprikosen, Bohnen, grüne Blattgemüse, Möhren, Avocados, Melone, Apfelsinen, Vollkorn-produkte	Unverzichtbar für Wachstum und Zell-teilung, insbesondere für die Bildung der roten Blutkörperchen. Besonders wichtig für Frauen im fruchtbaren Alter. Fördert die Entwick-lung des Nervensystems beim ungebo-renen Kind	Erhöhtes Krebsrisiko, Müdigkeit, Verdauungs-probleme, Nervosität, schlechtes Gedächtnis, Schlaflosigkeit Verwirrung, Fehlgeburten, Atemnot

Vitamin B1 (Thiamin)	Weizenkeime, Vollkorngetreide, Erbsen, Herz, Schweinefleisch, Hefe, Haferflocken, Leber, Naturreis,	Wichtig für das Nervensystem, Leistungsschwäche, Schwangerschaft, Mückenschutz (hochdosiert), Gewinnung von Energie im Körper, beeinflusst den Kohlenhydratstoffwechsel, wichtig für die Schilddrüsenfunktion	schwere Muskel- und Nervenstörungen, Müdigkeit, Verdauungsstörungen, Wassersucht, Herzschwäche Krämpfe, Lähmungen, Kribbeln in Armen und Beinen
Vitamin B2 (Riboflavin)	Milchprodukte, Fleisch, Vollkorngetreide, Käse, Eier, Leber, Seefisch, grünes Blattgemüse, Molkepulver	Wichtig für Körperwachstum, Verwertung von Fetten, Eiweiß und Kohlenhydraten, gut für Haut, Augen und Nägel, wichtiger Energiebringer, Sauerstofftransport	(selten) Hautentzündungen, spröde Fingernägel, Blutarmut, Hornhauttrübung

Vitamin B3 (**Niacin**, Nicotin-säure)	Bierhefe, Erdnüsse, Erbsen, Leber, Geflügel, Fisch, mageres Fleisch	Auf- und Abbau von Fett, Eiweiß und Kohlen-hydraten, guter Schlaf	Haut- und Schleimhaut-entzündung, Kopfschmer-zen, Zittern, Schlafstö-rungen, Schwindel, Depression, Kribbeln und Taubheitsge-fühl in den Gliedmaßen
Vitamin B5 (**Panto-then-säure**)	Leber, Gemüse, Weizenkeime, Spargel, Fleisch, Krabben, Sonnenblumen-kerne, Pumper-nickel	Gegen Ergrauen, Haarausfall, Haar- und Schleimhaut-erkrankungen wird benötigt zum Abbau von Fett, Eiweißen und Kohlen-hydraten	Nervenfunk-tions-störungen, schlechte Wundheilung, frühes Ergrauen, geschwächtes Immunsystem

Vitamin B6 (Pyridoxin)	Bananen, Nüsse, Vollkornprodukte, Hefe, Leber, Kartoffeln, grüne Bohnen, Blumenkohl, Karotten	Hilft bei Reisekrankheit Nervenschmerzen, Leberschaden Prämenstruellem Syndrom, Eiweißverdauung, zusammen mit Folsäure wichtigstes Schwangerschaftshormon, Entgiftung	(eher selten) Darmbeschwerden, schlechte Haut, Müdigkeit, spröde Mundwinkel
Vitamin B7 (Biotin, Vitamin H)	Leber, Fleisch, Blumenkohl, Champignons, Vollkornprodukte, Ei, Avocado, Spinat, Milch	Hauterkrankungen, Haarwuchsschäden, Leberschäden unterstützt Stoffwechselvorgänge, wird zusammen mit Vitamin K zum Aufbau der Blutgerinnungsfaktoren benötigt, unterstützt Kohlenhydrat - und Fettsäurestoff-wechsel für Haut und Schleimhäute	Erschöpfungs-zustände, Hautentzündungen, Muskelschmerzen, Haarausfall, Übelkeit, Depression

Vitamin B9 (**Folsäure** Vitamin M)	Leber, Weizen-keime, Kürbis, Champignons, Spinat, Avocado	Leberschäden Zellteilung, Heilung und Wachstum der Muskeln und Zellen, Eiweißstoff-wechsel, Gewebeauf-bau	Blutarmut, Verdauungs-störungen, Störungen des Haar-, Knochen- und Knorpel-wachstums
Vitamin B12 (Cobalamin)	Leber, Milch, Eigelb, Fisch, Fleisch, Austern, Quark, Bierhefe	Aufbau Zell-kernsubstanz, Bildung von roten Blut-körperchen, Nerven-schmerzen, Haut- und Schleimhaut-erkrankungen Leberschäden	Blutarmut, Nervenstö-rungen, ner-vöse Störung-en, Verände-rung an der Lunge und am Rückenmark

Vitamin C (Ascorbinsäure)	Hagebutten, Sanddorn, Zitrusfrüchte, Johannisbeere, Kartoffeln, Paprika, Tomaten, Kohl, Spinat, Gemüse, Rettich	Entzündungs- und Blutungs- hemmend, fördert Ab- wehrkräfte, schützt Zellen vor che- mischer Zer- störung, akti- viert Enzyme, Aufbau von Bindegewebe Knochen und Zahnschmelz, schnellere Wundheilung, stabilisiert die Psyche	Zahnfleisch- bluten, Müdigkeit, Gelenk- und Kopf- schmerzen, schlechte Wundheilung, Appetit- mangel, Skorbut, Leistungs- schwäche
Vitamin D (Calciferol)	Lebertran, Leber, Milch, Eigelb, Butter, Meeresfische, Champignons, Avocado, Hering	Regelt Calcium- und Phosphathau shalt, Knochen- aufbau, fördert Kalzium- aufnahme	Knochenver- krümmung- und -erweich- ung, Osteo- malazie, er- höhte Infekt- anfälligkeit, Muskel- schwäche

Vitamin E (Tocopherole)	Sonnenblumen-, Mais-, Soja- und Weizenkeimöl, Nüsse, Leinsamen, Schwarzwurzel, Peperoni, Kohl, Avocado	Stärkung des Immunsystems, entzündungshemmend, Zellerneuerung, Schutz vor Radikalen, reguliert Cholesterinwerte und Hormonhaushalt, wichtig für Blutgefäße, Muskeln und Fortpflanzungsorgane	(selten) Sehschwäche, Müdigkeit, Muskelschwund, Unlust, Fortpflanzungsschwierigkeiten
Vitamin K (Phyllochinone)	Kresse, Leber, Grünkohl, Kiwi, grünes Gemüse, Zwiebeln, Haferflocken, Tomaten, Eier	Erforderlich für Bildung der Blutgerinnungsfaktoren	Hohe Dosen von Vitamin A und E wirken Vitamin K entgegen

Mineralienreiche Lebensmittel: Tabelle wichtiger Mineralien und Spurenelemente und in welchen natürlichen Lebensmittel sie enthalten sind

Der menschliche Körper kann ohne Mineralstoffe nicht gesund sein. Die Ursache vieler Krankheiten führen Mediziner auf fehlende Mineralstoffe zurück. Der menschliche Körper kann aber natürliche Mineralstoffe wie Kalium oder Magnesium nicht selbstständig produzieren, sondern kann sie nur über die Nahrung aufnehmen.

Viele wissenschaftliche Studien zeigen, dass unser Körper künstliche Mineralstoffe nicht verwerten kann, deswegen ist die beste und richtige Zuführung nur mit natürlichen Mineralstoffen möglich.

*** Dankend von
www.orthoknowledge.eu/vitamine-tabel/

Name	Hauptvor -kommen	Wirksamk eit	Mangel
Bor B	Birnen, Trocken- pflaumen, Rosinen, Hülsenfrücht e, Äpfel, Tomaten	Trägt dazu bei, Calciumverlust und Demine- ralisierung der Knochen zu verhindern. Kann Gedächtnis und kognitive Funktionen verbessern.	Knochener- krankungen, Wachs- tumsprobleme, Arthritis, Pilz- und bakterielle Infektionen
Calcium Ca	Milchpro- dukte, Hülsen- früchte, Gemüse, Tofu, Lachs, Nüsse	Baustein der Knochen und Zähne. Er- forderlich für die Nerven- und Muskel- funktionen.	Knochenent- kalkung, schlechtes Gebiss und Knochengerüst , Allergien, hoher Blutdruck, Mi- gräne, Herz- probleme
Chlorid Cl	Kochsalz, Meeresalgen, Fisch- produkte, Seetang, Oliven, Meerwasser, Wasser des Großen Salzsees	Regelt das Säure-Base- Gleichgewicht im Blut und bildet eine chemische Verbindung mit Natrium und Kalium. Regt die Leberfunktion an. Spielt eine wichtige Rolle bei der Verdauung.	Frühzeitiger Haar- und Zahnausfall

Chrom **Cr**	Vollkornprodukte, Fleisch, Fisch, Leber, Bierhefe, Pilze, Eidotter	Wirkt im Körper als Glukosetoleranzfaktor (GTF), der die Insulinwirkung stimuliert.	Reizbarkeit, Depressivität, Hypoglykämie, hoher Cholesterinspiegel Angstzustände, Diabetes,
Eisen **Fe**	Meeresalgen, Muscheln, Austern, Nüsse, Kakaopulver, rotes Fleisch, Eidotter	Bestandteil der roten Blutkörperchen. Wichtig für den Sauerstofftransport durch den Körper und für das Immunsystem. Ist Bestandteil verschiedener Stoffwechselenzyme.	Blutarmut, schlechtes Hörvermögen, Regelschmerzen, Restless-Legs-Syndrom, Müdigkeit
Jod **J**	Fisch, Krusten- und Schalentiere, Ananas, Meeresalgen, Rosinen, Milchprodukte	Bildung von Hormonen in der Schilddrüse. Zur Gesunderhaltung von Haut, Haar und Nägeln.	Schilddrüsenprobleme, Kropf, zähe Schleimhaut

Kalium **K**	Nüsse, grüne Gemüse, Avocados, Bananen, Sojabohnen- mehl, Kartof- feln, Wasser des Großen Salzsees	Bildet zusam- men mit Na- trium und Chlorid die lebenswich- tigen Elektro- lytsalze, die für das Flüssig- keitsgleich- gewicht im Körper essen- ziell sind. Beteiligt an Muskelfunk- tionen, Ner- venleitung, Herztätigkeit und Energie- erzeugung. Stabilisiert die innere Zell- struktur.	Erbrechen, Benommenheit Muskel- schwäche und -lähmung, niedriger Blutdruck, Schläfrigkeit, Verwirrung, extreme Müdigkeit
Kupfer **Cu**	Avocados, Innereien, Rübensirup, Krustentiere, Austern, Nieren, Eidotter, Fisch, Hülsen- früchte	Bestandteil (mit Zink und Mangan) des antioxidativen Enzymsystems Erforderlich für die Pigment- synthese und den Eisenstoff- wechsel.	Blutarmut, Ödem, Blutungen, Probleme mit der Haut- pigmentierung Haarprobleme, leichte Reizbarkeit, Verlust des Geschmacks- sinns, Appetit- verlust

Magnesium Mg	Wasser aus dem Großen Salzsee in Utah – einem der reichhaltigsten Vorkommen an natürlichem Magnesium. Naturreis, Sojabohnen, Nüsse, Fisch, Hülsenfrüchte, Vollkornprodukte, Bierhefe, grünes Blattgemüse, Zartbitterschokolade	Beteiligt an über 200 Funktionen im Körper. Spielt eine Rolle beim Knochenaufbau, der Energieproduktion und den Muskel- und Nervenfunktionen. Auch bedeutsam für Herz und Blutkreislauf. Bestandteil vieler Enzyme. Co-Faktor für Vitamin B und C.	Unregelmäßiger Puls, Antriebsmangel, Nierensteine, Asthma, Osteoporose, Depressivität und Angstzustände, PMS, Regelschmerzen, Fibromyalgie, Glaukom, Diabetes, geringe Ausdauer (insbesondere bei Sportlern), Schlaflosigkeit, Migräne, Zahnfleischprobleme zu hoher Cholesterinspiegel, hoher Blutdruck, Gehörverlust, Prostataprobleme
Mangan Mn	Vollkornprodukte, Nüsse, Gemüse, Leber, Tee, Möhren	Bestandteil (mit Zink und Kupfer) des antioxidativen Enzymsystems Erforderlich für den Knochenaufbau, die Gelenke und das Nervensystem.	Dermatitis, schlechte Gedächtnisfunktion, Epilepsie, Blutarmut, Diabetes, Herzbeschwerden, Arthritis

Molyb-dän Mo	Buchweizen, Weizenkeime, Hülsen-früchte, Leber, Voll-kornprodukte Eier	Beteiligt am Stoffwechsel schwefelhalti-ger Amino-säuren und an der Produk-tion von Harnsäure. Antioxidans. Erforderlich für die Synthese von Taurin.	Impotenz bei Männern, leichte Reizbarkeit, unregel-mäßiger Puls
Natrium Na	Speisesalz, Schalentiere, Möhren, Arti-schocken, Rüben, getrocknetes Rindfleisch	Sorgt dafür, dass die Muskeln und Nerven richtig funktionieren.	Sonnenstich, Benommenheit durch Hitze
Phos-phor P	Fleisch, Hefe, Vollkorn-produkte, Käse, Nüsse, Soja, Fisch	Erforderlich für den Gesamtaufbau des Körpers. Bestandteil von ATP, dem Energieträger in den Muskeln.	Verwirrung, Appetitmangel Schwäche, leichte Reiz-barkeit, Sprach-probleme, ver-minderte Wider-standkraft gegen Infek-tionen, Blut-armut

Selen **Se**	Thunfisch, Hering, Tomaten, Zwiebeln, Brokkoli, Weizenkeime und Kleie	Wirkt als Antioxidans und bietet Schutz vor Alterserscheinungen. Trägt zur Prävention von Immunkrankheiten bei.	Verminderte Immunität und Widerstandskraft gegen Infektionen, verminderte Zeugungsfähigkeit bei Männern, Altersflecken, verzögertes Wachstum
Vana- **dium** **V**	Petersilie, Radieschen, Kopfsalat, Knochenmehl Krebse	Bedeutsam für das Elektrolytgleichgewicht. Für die Aktionspotentiale von Muskeln und Nerven. Für Knochen und Zähne.	Nicht bekannt
Zink **Zn**	Fleisch, Pilze, Saaten, Nüsse, Austern, Eier, Vollkornprodukte, Bierhefe	Wichtiger Hüter des Immunsystems. Unentbehrlich für die Struktur und Funktion von Zellmembranen. Erforderlich für die Fortpflanzung und den Blutzuckerspiegel.	Unfruchtbarkeit bei Männern, Hautausschlag, Arthritis, Geschwüre, Wachstumsprobleme, Allergien, Alkoholabhängigkeit

Antioxidantienreiche Lebensmittel

Antioxidantien sind chemische Verbindungen, die die unerwünschte Oxidation anderer Substanzen gezielt verhindern. Sie sind Radikalenfänger. Freie Radikale attackieren Zellen und verursachen oxidativen Stress. Dieser gilt als mitverantwortlich für das Altern und wird mit der Entstehung einer Reihe von Krankheiten in Zusammenhang gebracht.

Antioxidantien schützen den Körper vor diesen Angriffen, indem sie die Kettenreaktionen der freien Radikalen unterbrechen. Sie verhindern so den oxidativen Stress und wenden Zellschäden ab.

Antioxidantien können noch viel mehr tun. Sie

- bieten Schutz vor Umweltschadstoffen

- bieten Schutz vor Alzheimer, vor Lungenerkrankungen wie Asthma oder Bronchitis, vor Krebs, Herzerkrankungen und Schlaganfällen, Arteriosklerose und schützen die Augen vor Makuladegeneration (Netzhautschädigung, die zum fortschreitenden Sehverlust führt)

- senken den Cholesterinspiegel

- verlangsamen den Alterungsprozess

- unterstützen den Körper im Kampf gegen Schäden durch Zigarettenrauch, Alkohol, schlechte Ernährung, Stress,

- Und viel mehr

Antioxidantien findet man in vielen Gruppen unter anderem in:

Vitaminen, Mineralien, Spurenelementen, Enzymen und sekundären Pflanzenstoffen.

Vorkommen natürlicher Antioxidantien

Vorkommen natürlicher Antioxidantien	
Verbindung(en)	**Lebensmittel mit hohem Gehalt**
Vitamin C (Ascorbinsäure)	Frisches Obst und Gemüse
Vitamin E (Tocopherole, Tocotrienole)	Pflanzenöle
Polyphenolische Antioxidantien (Resveratrol, Flavonoide)	Tee, Kaffee, Soja, Obst, Olivenöl, Kakao, Zimt, Oregano, Rotwein, Granatapfel
Carotinode (Lycopin, Betacarotin, Lutein)	Obst, Gemüse, Eier.

(Quelle: Wikipedia)

Muttermilch ist ebenfalls eine Quelle von Antioxidantien für das Baby. Eine Reihe von Antioxidantien werden als Bestandteil der

Muttermilch an den Säugling weitergegeben um dort ihre Wirkung zu entfalten.

Synthetische Antioxidantien

Es gibt nicht nur natürliche Antioxidantien, sie werden auch synthetisch hergestellt. Diese können aber gesundheitliche Risiken mit sich bringen. Krebsfördernde Wirkungen wurden schon in vielen Studien nachgewiesen. Bei einigen Antioxidationsmitteln wurde im Tierversuch belegt, dass Wachstum und Infektabwehr beeinträchtigt werden können. Beim Menschen können auch Allergien auftreten. Deswegen ist es ratsam, möglichst wenig solcher künstlichen Radikalenfänger zu sich zu nehmen.

Nur weil auf einem Fertiggericht „ Antioxidant" steht, sollte man nicht glauben, dass man etwas Gutes für seine Gesundheit tut!

In Lebensmitteln zugelassene synthetische Antioxidantien

E 220 Schwefeldioxid	**E 331** Natriumzitrat
E 221 Sulfite Natriumsulfit	**E 332** Kaliumzitrat
E 222 Natriumhydrogen sulfit	**E 385** Calcium-Dinatrium-EDTA
E 223 Natriumdisulfit	**E 450** Diphosphate
E 224 Kaliumdisulfit	**E 450a** Dinatriumdiphosphat
E 226 Kalziumsulfit	
E 227 Kalziumhydrogensulfit	**E 450b** Trinatriumdiphosphat
E 228 Kaliumhydrogensulfit	
E 270 Milchsäure	**E 450c** Tetranatriumdiphosphat
E 300 Ascorbinsäure	
E 301 Natrium-L-Ascorbat	**E 450d** Dikaliumdiphosphat
E 302 Calcium-L-Ascorbat	**E 450e** Trekaliumdiphosphat
E 304 Ascorbinsäureester	**E 450f** Dikalziumdiphosphat
E 306 Tocopherol	**E 450g** Kalziumdihydrogendiphosphat
E 307 Alpha-Tocopherol	
E 308 Gamma-Tocopherol	**E 451** Triphosphate
E 309 Delta-Tocopherol	**E 451a** Pentanatriumtriphosphat
E 310 Propylgallat	
E 311 Octygallat	**E 451b** Pentakaliumtriphosphat
E 312 Dodecylgallat	
E 315 Isoascorbinsäure	**E 452** Polyphosphat
E 316 Natriumisoascorbat	**E 452a** Natriumpolyphosphat
E 319 tertiär-Butylhydrochinon (TBHQ)	
	E 452b Kaliumpolyphosphat
E 320 Butylhydroxianisol	**E 452c** Natriumkalziumpolyphosphat
E 321 Butylhydroxitoluol	
E 322 Lecithin	**E 452d** Kalziumpolyphosphat
E 330 Citronensäure	
E 331 & E 332 Salze der Zitronensäure	**E 512** Zinn-II-Chlorid

Achtung: In folgenden verarbeiteten Lebensmitteln werden synthetische Antioxidantien eingesetzt (nur ein Auszug):

- Säuglingsanfangsnahrung

- Milchprodukte: Käse

- Fettes Essen, Gesättigte Fette (Transfette), kalorienreiches Esse, Fertiggerichte, Fast Food, Tiefkühlessen, schlechtes Öl, Mayonnaise und Salatdressing, tierisches Fett, Pizza, paniertes Essen, usw.

- Fleisch- und Fleischersatzprodukte: Fleischwaren , Wurstwaren, Geräuchertes, Gepökeltes, Innereien, Schnitzel, Gebratenes Fleisch, Leberkäse, Tofu, aber auch Fisch und Fischkonserven

- Getrockneter oder gefrorener Fisch mit roter Haut, gesalzener Trockenfisch

- Nüsse mit Schalen

- Süßigkeiten, Speiseeis, Konfitüre, Kaugummi

- Obst und Gemüse: geschälte Kartoffeln, tiefgefrorene Kartoffelprodukte, getrocknete Kartoffelerzeugnisse, geschnittenes und verpacktes Gemüse und Obst, getrocknete Tomaten, weiße Gemüsesorten getrocknet oder tiefgefroren, Trockenfrüchte, Obstkonserven

- Gesüßte Getränke: ACE–Getränke, Fruchtgetränke , Fruchtnektar, gesüßte Säfte oder Soda wie Cola und Limo; Tee und Kaffee mit Zucker, Energy-Drinks.

- Weizen: Weißmehl, Kuchen, Eierteigwaren, Brot, Teigwaren, Kuchenmischungen, Hefe

- Speiseöle, Speisefette

Omega-3-Fettsäuren – wichtige Bestandteile der Nahrung: Welche Lebensmittel enthalten die mehrfach ungesättigten Fettsäuren?

Omega-3 Fettsäuren gehören zu den mehrfach ungesättigten Fettsäuren, wie DHA und sind wichtige und notwendige Bestandteile unserer Ernährung und sie werden vor allem im Gehirn gebraucht. Das menschliche Gehirn besteht zu einem großen Teil aus DHA, das zur Stärkung der Hirnleistung und der Bekämpfung von zahlreichen Krankheiten, wie zum Beispiel Alzheimer, Herzinfarkt, Demenz, Thrombose und ADHs benötigt wird, außerdem hilft es gegen Übergewicht.

Omega 3-Fettsäuren werden weiter benötigt für: die Produktion von Hormonen, die Synthese von Eiweiß, die Bekämpfung von Entzündungen und Infektionen, die Bildung körpereigener Abwehrzellen. Sie schützen das Herz, senken die

Blutfettwerte, den Blutdruck, reduzieren den Blutzuckerspielgel und vieles mehr.

DHA kann sowohl über die Nahrung, vor allem durch Öle von fettreichen Meeresfischen, wie Makrele, Hering, Aal und Lachs, zugeführt werden, als auch im menschlichen Organismus aus der essentiellen alpha-Linolensäure synthetisiert werden.

Gute Lebensmittel, die Omega-3-Fettsäuren enthalten:

- Fisch: Lachs, Hering, Turnfisch, Makrele, Aal
- Öl: Hanföl, Leinöl, Waldnussöl, Algenöl, Rapsöl, Sojaöl, diese enthalten zwar kein DHA und EPA, dafür jedoch deren Vorstufe, die Omega-3-Fettsäure ALA (Alpha-Linolensäure). Diese Vorstufe kann der Körper in DHA und EPA umwandeln. 20 Gramm Rapsöl (ca. zwei Esslöffel) entsprechen dabei etwa einer Menge von 1 bis 1,5 Gramm Omega-3-Fettsäuren. Das würde für den Tagesbedarf ausreichen.
- Leinsamen, Walnüsse

Eine längere Einnahme von sehr hohen Dosen an Omega-3-Fettsäuren aus Ernährungsergänzungsmitteln kann zu gesundheitlichen **Problemen** führen, wie zum Beispiel der Erhöhung des Cholesterinspiegels, der Schwächung des Immunsystems, der Vermehrung von Infektionskrankheiten und entzündungsbedingte Krankheiten, Übelkeit, Erbrechen, usw.

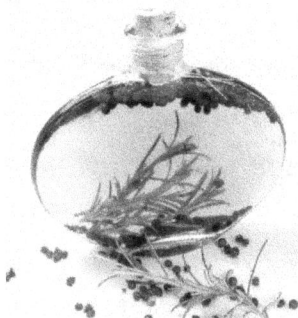

Reichlich pflanzliches Öl ist sehr gesund
Eine gute Balance aus gesättigten und ungesättigten Ölen tut dem Körper sehr gut

Ich finde nicht okay, wie manche Ernährungsberater uns weismachen wollen, dass Öl ungesund ist. Was Naturvölker seit tausenden von Jahren benutzen und womit sie auch Krankheiten bekämpfen, kann nicht heute ungesund sein. Man sollte nur vergleichen, um selbst die Wahrheit zu sehen. In den Ländern Afrikas und Asiens, zum Beispiel in Kamerun oder China, wird das Essen in reichlich pflanzlichem Öl zubereitet. Es wird viel frittiert. Aber wir finden dort Menschen mit den wenigsten Zivilisationskrankheiten, die mit Fett in Verbindung gebracht werden. Und in den westlichen Ländern findet man Menschen, die häufig an solchen Krankheiten leiden, obwohl sie sehr wenig Öl aus Pflanzen benutzen.

Während meiner Lehre in Afrika lernte ich, dass der Körper die Kombination aus gesättigten und ungesättigten pflanzlichen Ölen und sogar tierisches Fett aus Tierfleisch braucht. Es müssen nur gesunde Öle und gesunde Tiere sein.

Ich lernte sehr früh, dass jede Zelle unseres Körpers (Gehirn, Knochen, Haut, Muskel usw.) auf Fettsäuren angewiesen ist.

Wie ich schon in vielen Bereichen dieses Buches erklärt habe, ist Öl nicht ungesund, nur weil es fett ist. Im Gegenteil! Reines Öl ist nicht nur gesund, sondern bekämpft auch bestimmte Krankheiten und oft braucht der Körper erst dieses Mittel, um bestimmte Nährstoffe richtig zu transportieren und aufzunehmen.

Öl hilft auch bei der Gewichtsreduktion. Ich habe erzählt, wie wir als Kind reines Öl als Abführmittel nahmen und wie es auch wirkte. In Kamerun „trinkt" man Öl sagt man. Aber die Menschen dort sind viel schlanker und muskulöser als Menschen hier in Europa. Ich selbst koche für meine ganze Familie in Deutschland mit reichlich Öl.

Gutes pflanzliches Öl (Kokosöl, Palmöl, Erdnuss-Öl, Olivenöl, Rapsöl auch Sonnenblumenöl) hilft dem Magen bei seiner Arbeit, es reinigt den Darm und hilft bei der Ausscheidung von schlechtem Stoffen, Giften, Fetten und Müll aus dem Körper, es ist antibakteriell, schützt vor Infektionen, stärkt das Immunsystem, hilft beim Muskelaufbau, stärkt die Nerven, lässt uns Vitalstoffe gut aufnehmen. Palmöl zum Beispiel ist sehr gut gegen Übelkeit oder Vergiftungen. Auch bei Rauch und Gasvergiftungen benutzt man in Afrika Palmöl. Schwangere Frauen nehmen oft rohes Palmöl zu sich, damit es ihnen nicht schlecht wird, und es hilft dem Kind sich gut zu entwickeln. Man sagte mir, dass es wichtig ist, dass Schwangere ständig und besonders kurz vor der Geburt Palmöl zu sich nehmen, denn es erleichtert die Geburt. Ich stelle fest, dass Frauen in Kamerun im Zuge der Werbung der Industrie, immer mehr „moderne" Öle zu sich nehmen und auch schwierigerer Geburten haben als die Frauen früher. „Zufällige" Koinzidenz?

Öl hilft einer guten Verdauung und trägt dazu bei, dass das Essen lecker schmeckt und dass man weniger isst. Man ist schneller übersättigt und dadurch nimmt man auch ab.

Schlechte pflanzliche Öle und schlechte tierische Öle und Fette, voller Chemikalien, sind eine Gefahr für den Körper. Butter, Sahne und Co. sind mit großer Vorsicht zu verzehren, weil auch die Tiere, die uns diese Produkte geben mit Chemikalien vollgepumpt werden. Diese chemischen Zusatzstoffe landen automatisch in den Produkten dieser Tieren und vergiften uns, wenn wir sie verzehren.

In einem Bericht der Zeitschrift Mens Health 2010 stand folgendes *"Fette haben wichtige Aufgaben im Körper. Sie bilden einen schützenden Bestandteil der Zellmembranen, dienen als Transporter für fettlösliche Vitamine, können im Körper als Depotfett gespeichert und bei Energiebedarf angezapft werden. Es gibt gesättigte,* **einfach***ungesättigte und mehrfach ungesättigte Fettsäuren. Die mehrfach ungesättigten dürfen auf Ihrem Speiseplan nicht fehlen. Wichtig ist die* **Balance** *von Omega-3- und Omega-6-Fettsäuren," sagt Ernährungswissenschaftlerin und Buchautorin Ulrike Gonder,* **Fett!***, Hirzel-Verlag, um 17 Euro). Omega-6-Fettsäuren nehmen Sie mit der Nahrung automatisch in ausreichendem Maße auf. Um aber auch eine entsprechende Menge an Omega-3- Fettsäuren zu bekommen, müssen Sie öfter mal Seefisch, Walnüsse, Lein- und Rapsöl auf die Speisekarte setzen. Die Omega-3-Fettsäuren kurbeln die* **Fettverbrennung** *und die Wärmeabgabe an, sie wirken gefäßerweiternd und blutdrucksenkend," sagt Professor Worm."*

Ich würde sagen, dass gesunde und chemikalienfreie Öle gesund für den Körper sind und ungesunde Öle auch ungesund und gefährlich für den Körper sind. Aber Fakt ist, dass unsere Zellen, Membranen und Organe Öl brauchen.

Gute Öle, besonders, wenn sie nicht mit Chemikalien vermischt sind, sind: Hanföl, Makadamiaöl, Sesamöl, Kürbiskernöl, Walnussöl, Mandelöl, Pekannussöl, Leinsamenöl, Avocadoöl, Kokosöl, Palmöl, Erdnussöl.

Fette gehören neben Kohlenhydraten und Proteinen zu den drei Grundnährstoffen

Ungesättigte Fette gelten als "gute" Fette, die in einfach und mehrfach ungesättigte Fette aufgeteilt werden. Nur die Omega-6-Fettsäure und die Omega-3-Fettsäure müssen mit der Nahrung zugeführt werden, deshalb werden sie auch als essentielle Fettsäuren bezeichnet.

Omega-6-Fettsäuren sind zum Beispiel für das Wachstum, Wundheilung oder zum Schutz gegen Infektion verantwortlich. Omega-3-Fettsäuren sind in Lachs, Thunfisch, Hering, Makrele und Tofu enthalten und Omega-6-Fettsäuren in Sonnenblumen-, Distel-, Mais-und Sojaöl

Mehrfach ungesättigte Fette stecken zum Beispiel in fetthaltigem Fisch wie Lachs, Hering und Makrele und in Pflanzenölen.

Einfach ungesättigte Fette sind zum Beispiel in Olivenöl, Rapskernöl oder Nüssen zu finden. Sie spielen eine wichtige Rolle in der Blutgerinnung und bei der Übertragung von Nervenbotschaften und verbessern die Balance des Cholesterinwertes.

Übergewicht und ihre Folge entsteht nicht durch zu viel Fettaufnahme in der Ernährung, sondern durch die schlechte Fette.

Natürliche Antibiotika, natürliche Lebensmittel, die antibakteriell und wie Antibiotika wirken

Die Tiere in der Natur haben auch manchmal chronische Infektionen, heilen sich aber selbst, ohne irgendwelche Industrie-Antibiotika, nur mit pflanzlichen Mitteln.

Mehrere tausend Tonnen Chemie- Antibiotika schlucken Menschen pro Jahr weltweit. Oft sind diese überflüssig und sie helfen auch gar nicht richtig bei allen Krankheiten. Diese Chemikalien können sogar noch weitere Krankheiten verursachen. Auch wenn die Wirksamkeit von Antibiotika bei vielen Krankheiten lebensrettend ist und nicht in Frage steht, kann man dennoch in vielen Fällen darauf verzichten und sich an die Natur wenden. Die Natur hat für die Menschen vorgesorgt und uns natürliche Mittel zur Verfügung gestellt, die zum Teil besser wirken, als die Medikament aus dem Labor, die manchmal Milliarden gekostet haben.

Ätherische Öle sind Inhaltsstoff zahlreicher Lebensmittel und die Grundlage antibiotisch wirkender pflanzlicher Mittel

Hier sind einige natürliche Lebensmittel, die das Wachstum von anderen **Mikroorganismen** hemmen oder diese gar abtöten können:

- Moringa, ein Wundermittel, ein Mittel für alles

- Ingwer

- Zwiebel

- Knoblauch

- Heißes Palmöl

- Palmkerne gemahlen

- Wasserdost

- Cranberrys

- Thymian

- Schafgarbe

- Myrte

- Kapuzinerkresse

- Umckaloabowurzel
- Kapland-Pelargonie
- Kurkuma
- Propolis
- Honig
- Meerrettich
- Salbei
- Grüne Mango
- Grüne Papaya
- Scharfe Chili Schoten und ihre Blätter
- Okra

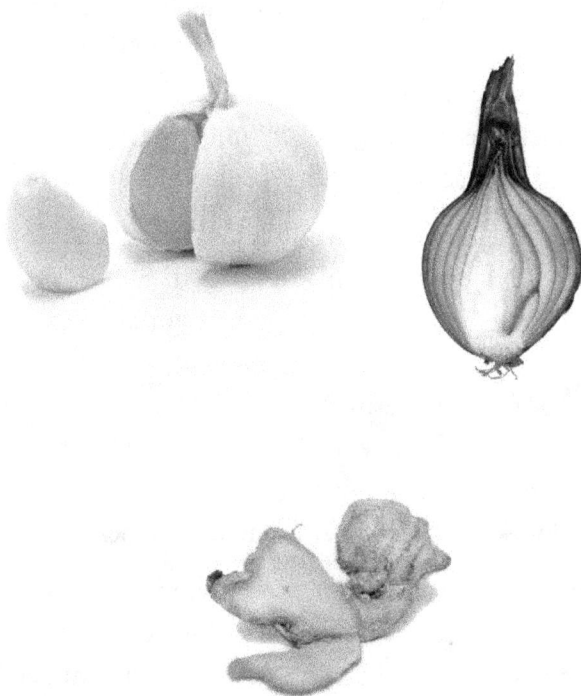

Ingwer, Zwiebel, Knoblauch
drei magische, unterirdische, geheime
Waffen für die Gesundheit und gegen das
Übergewicht

Beim Kochen ist es sehr ratsam, mindestens diese
drei Gewürze frisch zu nutzen. Das Essen schmeckt
dann nicht nur gut, sondern es ist auch gesund.
Zwiebeln regen die Verdauungsdrüsen an und bauen

die Darmflora auf. Knoblauch ist sehr wichtig für den Körper. Knoblauch kann sehr viel, das wussten die Menschen schon vor tausenden von Jahren. In Afrika wird der Knoblauch sogar als „Dopingmittel" bezeichnet. Zusammengemischt mit Zwiebel und Ingwer hilft er sehr gut beim Abnehmen.

In Westafrika und in der Karibik nutzt man die gesunde Kraft des Ingwers seit mehr als 3000 Jahren, besonders in Westafrika. Erst vor einigen Jahren entdeckte die moderne Medizin die Kraft des Ingwers, aber die Pharmaindustrie ist die Gewinnerin dieser Erkenntnisse und nicht die Menschen, denen man nicht richtig und klar erklärt, wie und was sie mit Ingwer erreichen können.

Der Ingwer ist leicht scharf, wenn man ihn frisch isst und sehr würzig im Essen. Die Ingwerwurzeln regen den Appetit und den Kreislauf an, stärken den Magen und fördern die Verdauung, sie sind antibakteriell, fördern die Durchblutung, steigern die Produktion des Gallensaftes, bauen Fett im Körper ab, fördern die Lust am Sex und noch vieles mehr.

Wenn man beim Kochen diese drei Gewürze, die aus der Erde kommen, in das Öl mit hineinmischt, dann hilft man später dem Körper, den Großteil der Fette auszuscheiden.

Makossa hot rotic, die magische scharfe Sauce mit Ingwer, Knoblauch, Zwiebel und mehr. So lecker hat dir noch keine Sauce geschmeckt. Einmal essen und süchtig werden. Stärkt den Körper gegen viele Beschwerden und hilft beim Abnehmen

Dies ist eine wunderscharfe Sauce, die ursprüngliche als Potenzsteigerungssauce gedacht war, die aber auch sehr gut beim Abnehmen hilft. Die Sauce ist eine Mischung aus ausgewählten potenzsteigernden Kräutern. Natürlich, ohne Chemie, ohne Konservierungsstoffe und Geschmacksverstärker! Regt an, macht Lust auf Sex, fördert die Durchblutung, der Körper wird wärmer und erregter. Nicht nur hilfreich bei Potenzschwäche, sondern außerdem eine echte Delikatesse zu Fleisch, Fisch, Käse, Weißbrot, Reis, Nudeln etc. Regelmäßig gegessen wirst du ein dauerhaftes Ergebnis und allgemeines Wohlbefinden verspüren. Diese Sauce sollte nicht mehr auf deiner Speisekarte fehlen! Wirksam bei Männern wie Frauen!

Die Zutaten sind: frischer Ingwer (am besten Bio-Qualität und möglichst frisch und saftig, nicht faserig), Zwiebeln, Knoblauch, frische gelbe, rote oder grüne Habanero-Chilis (sehr sehr scharf, also Vorsicht bei der Zubereitung! Gibt es im Asia- oder Afro-Shop, manchmal auch in gut sortierten

Supermärkten mit Feinkostabteilung),
Lauchzwiebeln, viel frisches Basilikum, scharfes
Chilipulver, frischer Bärlauch (wenn vorhanden),
frische Petersilie, getrockneter Liebstöckel (im
Gewürzhandel erhältlich, manchmal auch in
Teeläden), Salz, Brühepulver, Öl (ich benutze ganz
normales Pflanzenöl, man kann auch Olivenöl
benutzen, wenn es einem schmeckt).

In dem Buch (erhältlich bei Amazon) „Potenzmittel,
hoch dosiert – aus reinen Lebensmitteln: Was
Männer unbedingt wissen müssen, afrikanisch
inspiriert" wird das Rezept detailliert erklärt. Falls
du die fertige Sauce haben möchtest, kein Problem.
Geh auf meine Seite www.mycoacher.jimdo.com
und bestelle sie dir. Wenn du sie selbst machen
willst und meine kostenlose Hilfe und Beratung
brauchst, auch kein Problem. Schreib mir an
leser@dantse-dantse.com oder ruf mich einfach an.

Bittere Lebensmittel und Stoffe sind gut für unsere Gesundheit und helfen beim Abnehmen, bitter macht fit und schlank

Bitter macht gesund und schlank, sagte meine Mutter jedes Mal, wenn wir ein kamerunisches Gericht, genannt „Dolet" aßen. Dieses Gericht wird mit bitterem Gemüse zubereitet. Auch die Säfte dieses Gemüses tranken wir, um den „Bauch zu reinigen", wie man gewöhnlich sagte. In der Erkältungszeit, riet man uns, Lebensmittel mit Bitterstoffen zu essen, sie würden das Immunsystem stärken.

Trink und iss bitter nicht nur für die Figur sondern auch für die Gesundheit. Die ursprüngliche Ernährung des Menschen war nicht süß und salzig. Sie umfasste eine Vielzahl bitterstoffhaltiger Lebensmittel: Gewürze, Gemüse (Wurzeln und Blattgemüse) und Wildpflanzen.

Als ich meine Lehre in Kamerun über die Natur und ihre zahlreichen Möglichkeiten, den Menschen zu helfen absolvierte, sagte man mir, dass Stoffe, die für den Körper sehr wichtig sind, sowie Giftstoffe nur dann gut aufgenommen bzw. ausgeschieden werden können, wenn unsere Verdauung einwandfrei funktioniert. Erst wenn die Verdauung optimal funktioniert, kann auch das Abnehmen nachhaltig erfolgreich und gesund sein. Bittere Lebensmittel helfen einer guten Verdauung.

Bittere Lebensmittel, wie z.B. Chicorée, regen durch die enthaltenen Bitterstoffe den Stoffwechsel an und fördern die Verdauung. „Er [Chicorée] regt die Bildung von Magensaft und Pankreassaft an und so die Verwertung von Lebensmitteln" sagt ein Wissenschaftler und bestätigt damit die seit Jahrtausenden vorhandenen Ur-Erkenntnisse aus Afrika.

Durch bittere Stoffen und Lebensmittel verringern sich die Heißhungerattacken. Außerdem hat man schneller ein Sättigungsgefühl und isst weniger.

Da bittere Lebensmittel die Lust auf süßes und ungesundes Essen reduzieren und selbst wenige Kalorien haben, tragen sie dazu bei, dass der Körper weniger Fett ansammelt und man daher Gewicht verliert.

Folgenden Gemüse und Kräuter enthalten große Mengen an Bitterstoffen:

- Artischocke

- Löwenzahn

- Baldrian (Katzenkraut)

- Chicorée

- Kohlrabi

- Radicchio

- Beifuß (auch Gänsekraut, wilder Wermut)

- Hopfen (wilder Hopfen)

- Endivien

- Rosenkohl

- Brokkoli

- Grapefruit

- Oliven

- Kakao (pur ohne Zucker)

- Pfefferminze

- Rucola

Mit diesen Lebensmitteln kann man tolle Gerichte und Getränke zubereiten!

Basische Lebensmittel, basische Ernährung ist die Basis für einen gesunden, ausgeglichenen und starken Körper und für die Beseitigung von Krankheiten

„Die basische Ernährung versorgt den Menschen mit leicht aufnehmbaren basischen Mineralstoffen sowie mit allen Nähr- und Vitalstoffen, die der Körper benötigt, um in sein gesundes Gleichgewicht zu finden. Gleichzeitig verschont die basische Ernährung den Menschen mit all jenen sauren Stoffwechselrückständen, die bei der üblichen Ernährungsweise im Körper entstehen. Auf diese Weise wird der Säure-Basen-Haushalt harmonisiert, so dass in allen Körperbereichen wieder der richtige und gesunde pH-Wert entstehen kann. Das Ergebnis ist ein aktiver und gesunder Mensch voller Tatkraft und Lebensfreude." http://www.zentrum-der-gesundheit.de/basische-ernaehrung-2.html#ixzz3NToymZj3

Die basische Ernährung verhindert eine Übersäuerung des Körpers. Übersäuerung ist die Ursache von vielen chronischen Krankheiten und Beschwerden.

Tabellen basischer Lebensmittel und guter säurebildender Lebensmittel

1. Tabelle basenbildenden Obstes

Äpfel	Mangos
Ananas	Mirabellen
Aprikosen	Nektarinen
Avocado	Oliven (grün, schwarz)
Bananen	Orangen
Birnen	Pampelmusen
Clementinen	Papayas
frische Datteln	Pfirsiche
Erdbeeren	Pflaumen
Feigen	Preiselbeeren
Grapefruits	Quitten
Heidelbeeren	Reineclauden
Himbeeren	Stachelbeeren
Honigmelonen	Sternfrüchte
Johannisbeeren (rot, weiß, schwarz)	Wassermelonen
Kirschen (sauer, süß)	Weintrauben (weiß, rot)
Kiwis	Zitronen
Limetten	Zwetschgen
Mandarinen	

2. Tabelle basischer Kräuter und Salate

Basilikum	Lollo-Bionda-Salat
Bataviasalat	Majoran
Bohnenkraut	Meerrettich
Borretsch	Melde (spanischer Spinat)
Brennnessel	Melisse
Brunnenkresse	Muskatnuss
Chinakohl	Nelken
Chicoree	Oregano
Chilischoten	Petersilie
Dill	Pfeffer (weiß, rot, schwarz, grün)
Eichblattsalat	Pfefferminze
Eisbergsalat	Piment (Nelkenpfeffer)
Endivien	Portulak (Postelein)
Feldsalat	Radicchio
Fenchelsamen	Romanasalat
Friseesalat	Rosmarin
Gartenkresse	Rucola (Rauke)
Ingwer	Safran
Kapern	Salbei
Kardamom	Sauerampfer
Kerbel	Schnittlauch
Koriander	Schwarzkümmel
Kopfsalat	Sellerieblätter
Kreuzkümmel	Spinat, jung
Kümmel	Thymian
Kurkuma (Gelbwurz)	Vanille
Lattich	Ysop
Liebstöckel	Zimt
Löwenzahn	Zitronenmelisse
Lollo-Rosso-Salat	Zucchiniblüten

3. Tabelle basischer Sprossen und Keime

Alfalfa-Sprossen	Linsen-Sprossen
Amaranth-Sprossen	Mungobohnen-Sprossen
Braunhirse-Sprossen	Broccoli-Sprossen
Bockshornklee-Sprossen	Rettich-Sprossen
Rucola-Sprossen	Adzukibohnen-Sprossen
Hirse-Sprossen	Senfsprossen
Koriander-Sprossen	Sonnenblumkerne-Sprossen
Kresse	Weizenkeimlinge
Leinsamen-Sprossen	Gerstenkeimlingen

4. Tabelle basischer Nüsse und basischer Samen

Mandeln	Mandelmus
Erdmandeln	Maroni (Esskastanien)

Hinweis: Alle anderen Nüsse/Samen/Ölsaaten gehören zu den guten säurebildenden Lebensmitteln. Ihr Säurepotential kann durch Einweichen über Nacht, also kurzes Ankeimen noch weiter vermindert werden.

5. Tabelle basischen Eiweiß und basischer Nudeln

Lupinenmehl	Lupineneiweißtabletten
Basische Konjac-Nudeln	

6. Gute säurebildende Lebensmittel

- Nüsse (Walnüsse, Haselnüsse, Paranüsse, Pekannüsse, Macadamianüsse, etc.)

- Ölsaaten (Leinsaat, Sesam, Hanfsaat, Sonnenblumenkerne, Kürbiskerne, Mohn etc. – lässt man die Saaten keimen, werden sie – je nach Keimdauer – basisch)

- Hülsenfrüchte (Kernbohnen, Linsen, Kichererbsen, getrocknete Erbsen etc.)

- Kakaopulver in hoher Qualität, am besten in Rohkostqualität sowie selbst gemachte Schokolade

- Hirse

- Mais (z. B. auch Polenta, Maisteigwaren) in kleinen Mengen

- Pseudogetreide (Quinoa, Amaranth, Buchweizen)

- Bio-Getreide z. B. Dinkel, Kamut oder Gerste in kleinen Mengen – idealerweise als Keimbrot oder in Sprossenform (wenn keine Unverträglichkeiten oder Gesundheitsbeschwerden vorliegen)

- Getreideprodukte wie Bulgur und Couscous in kleinen Mengen, aber aus Dinkel, nicht aus Weizen

- In überschaubaren Mengen hochwertige tierische Produkte aus biologischer Landwirtschaft z. B. Bio-Eier oder Fisch aus Bio-Aquakultur

- Hochwertiger Bio-Tofu und hochwertige fermentierte Sojaprodukte wie Miso und Tempeh

- Hochwertige pflanzliche Proteinpulver (wenn ein Proteindefizit besteht) wie z. B. Hanfprotein oder Reisprotein

Quelle:http://www.zentrum-der-gesundheit.de/saure-und-basische-lebensmittel.html#ixzz3KncqLST6

7. Tabelle der Nährwerte basischer Lebensmittel

Lebensmittel-Nährwerte (pro 100 g)	kcal	kJ	BE	KH (g)	Fett (g)	EW (g)
Adzukibohnensprossen	52	219	0	3	0,5	3
Alfalfasprossen (Luzerne, Schneckenklee, Ewiger Klee)	24	100	0	0,4	0,7	4
Altbier, Alt-Bier	49	208	0,5	3	0	0,5
Amaranthsprossen	31	128	0	2	0,6	4
Ananas	55	234	1	12,4	0,2	0,5
Anistee	9	38	0	0,9	0,4	0,4
Apfel	54	228	1	11,4	0,6	0,3
Apfelsaft, grüner Apfel	48	202	1	11,1	0	0,1
Apfelsaft, roter Apfel	46	193	1	10,3	0,3	0,3
Apfelsinen (Orangen)	42	179	1	8,3	0,2	1
Aprikosen, Marillen	43	183	1	8,5	0,1	0,9
Auberginen, Melanzani, Melanzane	17	73	0	2,7	0,2	1,2
Austernpilze	11	45	0	0	0,1	2,3
Avocados	221	909	0	0,4	23,5	1,9
Bananen (stark basisch wirkend)	88	374	2	20	0,2	1,2
Basilikum, frisch	46	194	0,5	7,5	0,7	2,4
Bataviasalat, roter Kopfsalat, Crisp-Salat	12	50	0	1,5	0,3	0,7
Berliner Weiße mit Schuss (Waldmeister, Himbeer)	51	214	0,6	7	0	0,3
Birnen	55	233	1	12,4	0,3	0,5
Bleichsellerie, Staudensellerie, Stielsellerie, Stangensellerie	15	65	0	2,2	0,2	1,2
Blumenkohl, Karfiol, Korfiol (stark basisch wirkend)	22	95	0	2,3	0,3	2,5
Bochkshornkleesprossen	25	183	0	3,1	0,6	1,5

Lebensmittel-Nährwerte (pro 100 g)	kcal	kJ	BE	KH (g)	Fett (g)	EW (g)
Bohnen, grün (grüne Bohnen, Gartenbohnen, Prinzessbohnen, Keniabohnen, Buschbohnen, Stangenbohnen, Welschbohnen, Bräckbohnen, Türkische Erbsen, Rickbohnen, Schneidebohnen, Schnittbohnen, Fäsölchen, Fisolen)	33	138	0,5	5,1	0,2	2,4
Bohnen, weiß, reif (stark basisch wirkend)	260	1102	3	40,1	1,6	21,3
Bohnenkraut, getrocknet	307	1260	4,5	54	6	7
Borretsch, getrocknet	189	776	1,5	17	6	14,8
Boviste (Stäublinge)	18	73	0	1	1	1
Brechbohnen, Schnippelbohnen, Schnibbelbohnen (stark basisch wirkend)	29	122	0,5	5,1	0,2	1,5
Brennesseln	70	289	0,5	4,9	5,2	0,7
Brennnesseltee	3	13	0	0,5	0	0,1
Broccoli (Brokkoli)	26	111	0	2,5	0,2	3,3
Brunnenkresse	20	80	0	2,5	0,3	1,5
Buttermilch, natur	40	170	0,5	4	1	3,5
Champignons (Egerlinge, Angerlinge)	16	67	0	0,6	0,3	2,7
Chicorée	17	70	0	2,3	0,2	1,3
Chili-Schoten, grün oder rot	19	81	0	2,9	0,3	1,2
Chinakohl	13	54	0	1,3	0,3	1,2
Chlorella-Alge, getrocknet (grüne Süßwasser-Algen)	428	1798	1,5	18	11	60
Clementinen, Klementinen	37	155	1	9	0,3	0,7
Dampfbier (obergärig, aber ähnlich Exportbier)	65	273	0,5	5	0	0,5
Datteln, frisch	56	235	1	12,9,0	0,1	0,5

Lebensmittel-Nährwerte (pro 100 g)	kcal	kJ	BE	KH (g)	Fett (g)	EW (g)
Dill, frisch	51	216	0,5	6,6	0,9	3,8
Dill, getrocknet	373	1566	0,5	46,3	8,4	25
Eisbergsalat	13	55	0	1,9	0,3	0,7
Endivien, Frisée (basisch wirkend)	10	43	0	0,3	0,2	1,8
Erbsen, grün (stark basisch wirkend)	81	342	1	12,3	0,5	6,6
Erdbeeren	32	136	0,5	5,5	0,4	0,8
Espresso, schwarz	2	8	0	0,3	0	0,1
Feigen, frisch	61	260	1	12,9	0,5	1,3
Feigen, getrocknet (stark basisch wirkend)	250	1059	5	55	1,3	3,5
Feldsalat, Nüsschensalat, Ackersalat, Vogerlsalat, Mäuseöhrchensalat, Rapunzelsalat, Nüsslisalat, Nüsslersalat, Sonnenwirbel (stark basisch wirkend)	14	57	0	0,7	0,4	1,8
Fenchelsamen, getrocknet	376	1579	3,5	38	16	17
Fencheltee	10	42	0	1	0,4	0,4
Frühlingszwiebeln	24	104	0	3	0,5	2
Gartensalat (Kopfsalat, Grüner Salat, Buttersalat, Butterkopfsalat, Häuptlesalat, Lattich, Schmalzsalat, stark basisch wirkend)	11	48	0	1,1	0,2	1,3
Gemeiner Riesenschirmling (Parasol)	14	58	0	0	0,5	2,2
Gomasio, Gomashio (Sesam-Salz)	541	2272	0	0,9	50,6	15,9
Grapefruits, Pampelmusen	38	161	0,5	7,4	0,1	0,6
Grapefruitsaft, Pampelmusensaft	47	197	1	10,1	0,1	0,5
Grüner Kardamom, getrocknet	254	1068	5,5	62	7	12

Lebensmittel-Nährwerte (pro 100 g)	kcal	kJ	BE	KH (g)	Fett (g)	EW (g)
Grünkohl, Braunkohl, Federkohl	37	157	0	3	0,9	4,3
Gurken (Salatgurken, Schlangengurken, stark basisch wirkend)	12	50	0	1,8	0,1	0,6
Heidelbeeren, Blaubeeren, Schwarzbeeren, Bickbeeren, Waldbeeren, Wildbeeren, Mooßbeeren, Moosbeeren, Zeckbeeren	36	154	0,5	6,1	0,6	0,6
Himbeeren	34	143	0,5	4,8	0,3	1,3
Hokkaido-Kürbis, Butternuss-Kürbis, Butternut-Kürbis	64	270	1	12,6	0,6	1,7
Ingwer	69	290	1	12	1	2,5
Ingwertee	2	8	0	0,6	0,1	0,2
Johannisbeeren, rot und weiß (Träuble, Meertrübeli, Ribiseln)	33	139	0,5	4,8	0,2	1,1
Johannisbeeren, schwarz	39	168	0,5	6,1	0,2	1,3
Kamillentee	3	13	0	0,5	0	0,1
Kapern (Konserve)	415	1756	4,5	52	20,2	6
Kartoffelbrei, fertig zubereitet (Stampfkartoffeln, Quetschkartoffeln, Kartoffelstampf, stark basisch wirkend)	74	312	1	12,2	1,9	2
Kartoffeln, roh (sehr stark basisch wirkend)	70	298	1,5	14,8	0,1	2
Keimsprossen (Durchschnittswerte für Braunhirsesprossen, Gerstensprossen, Koriandersamensprossen, Leinsamensprossen, Rettichsprossen usw.)	26	108	0	2,8	0,4	2,5
Kerbel, frisch	51	208	0,5	6,5	0,5	4,5

Lebensmittel-Nährwerte (pro 100 g)	kcal	kJ	BE	KH (g)	Fett (g)	EW (g)
Kirsche, sauer (Sauerkirschen)	53	225	1	9,9	0,5	0,9
Kirsche, süß (Süßkirschen, Herzkirschen)	62	265	1	13,2	0,3	0,9
Kiwi	51	215	1	9,1	0,6	1
Knollensellerie (stark basisch wirkend)	18	77	0	2,3	0,3	1,6
Kohlrabi, Oberrübe, Rübkohl, Kohlraben	24	102	0	3,7	0,1	1,9
Kölsch-Bier 4,9 Vol.%	56	235	0,5	4	0	0,5
Koriander, getrocknet	327	1371	2,5	26	18	12,5
Kresse, Brunnenkresse, Gartenkresse, frisch	33	139	0	2,4	0,7	4,2
Kreuzkümmelsamen, getrocknet	430	1764	3	35	22,5	18
Kümmelsamen	375	1576	3	37	15	20
Kümmeltee	10	42	0	0,9	0,4	0,5
Kürbis	24	101	0,5	4,6	0,1	1,1
Kürbiskerne, schalenlos gewachsen bzw. geschält	560	2369	1,5	14,2	45,6	24,3
Kurkuma, Kurkume, Curcuma, gelber Ingwer, Safranwurzel, Gelbwurzel, getrocknet (farbgebend bei Curry)	366	1536	5	58,5	10	7,8
Lauch	24	103	0	3,2	0,3	2,2
Liebstöckel, Liebstöckl, frisch	51	210	0,5	6	1	4
Limonen, Limetten	31	130	0	1,9	2,4	0,5
Lindenblütentee	3	13	0	0,5	0	0,1
Löwenzahnblätter (stark basisch wirkend)	60	245	1	9,6	1,1	2,5
Majoran, getrocknet	292	1226	3,5	42	7	12,5
Mandarinen (stark basisch wirkend)	46	195	1	10,1	0,3	0,7
Mandelmus, Mandelnussmus	648	2720	1	9,5	56,5	19,8

Lebensmittel-Nährwerte (pro 100 g)	kcal	kJ	BE	KH (g)	Fett (g)	EW (g)
Mandeln, süß, ohne Schale	599	2507	0,5	3,7	54,1	18,7
Mango	57	243	1	12,5	0,5	0,6
Mangold, Blattmangold, Schnittmangold, Rippenmangold, Stielmangold, Krautstiel, Rübstiel	14	59	0	0,7	0,3	2,1
Meerrettich, Kren, frisch gerieben	67	281	1	12,2	0,5	2,9
Melde, Gartenmelde (spanischer Spinat)	24	99	0	2,9	0,3	2,1
Mini-Paprika, Snack-Paprika (Paprikaschoten, Paprika-Schoten)	37	154	0,5	6,4	0,5	1,4
Mirabellen	63	269	1,5	14	0,2	0,7
Mohnsamen	477	1976	0,5	4,2	42,2	20,2
Möhren (Karotten, Mohrrüben, gelbe Rüben, Rübli, Rüebli, Fingermöhren)	25	108	0,5	4,8	0,2	1
Molke, sauer (Käsewasser, Schotte, Sirte, Zieger, Waddike, Whey, Milch-Serum	21	89	0,5	4,2	0,2	0,6
Molke, süß (Käsewasser, Schotte, Sirte, Zieger, Waddike, Whey, Milch-Serum	25	106	0,5	4,7	0,2	0,8
Morcheln (eingeweicht)	10	40	0	0	0,3	1,7
Muh-Err-Pilze, Judasohren, Holunderschwamm, Wolkenohrenpilze (eingeweicht)	10	40	0	0	0,3	1,7

Lebensmittel-Nährwerte (pro 100 g)	kcal	kJ	BE	KH (g)	Fett (g)	EW (g)
Mungobohnensprossen, Mungobohnenkeimlinge, Mungbohnensprossen, Jerusalembohnensprossen, Lunjabohnensprossen, Mung Dal Sprossen, MungDaal Sprossen	24	99	0,5	2	0,2	3,2
Muskatnuss, getrocknet	548	2303	4	45	36,5	5,8
Nektarinen	42	180	1	9	0,1	1,4
Ofenkartoffeln (stark basisch wirkend)	111	467	1,5	16	4	2
Okrafrüchte, "Okraschoten", frisch	19	81	0	2,2	0,2	2
Oliven, grün, mariniert	138	569	0	1,8	13,9	1,4
Oliven, schwarz, mariniert	135	555	0	1,5	13,8	1,1
Orangensaft (O-Saft)	44	185	1	9	0,2	0,7
Oregano, Dorst, echter Dost, wilder Thymian, getrocknet	349	1465	4	50	10,5	11
Papaya	12	53	0	2,4	0,1	0,5
Paprika, gelb (Paprikaschoten, Paprika-Schoten)	28	117	0,5	4,9	0,3	1,2
Paprika, grün (Paprikaschoten, Paprika-Schoten)	20	86	0	2,9	0,3	1,2
Paprika, rot (Paprikaschoten, Paprika-Schoten)	33	141	0,5	6,4	0,4	1
Pastinak, Pastinaken (roh)	58	245	1	12	0,2	0,7
Pellkartoffeln, gekocht, Stampfkartoffeln (stark basisch wirkend)	70	298	1,5	14,8	0,1	2
Petersilie (Blätter), frisch	50	214	0,5	7,4	0,4	4,4
Petersilie (Wurzel), frisch	41	174	0,5	6	0,5	2,9
Pfeffer, schwarz, getrocknet (schwarzer Pfeffer)	278	1166	4,5	51,9	3,3	11

Lebensmittel-Nährwerte (pro 100 g)	kcal	kJ	BE	KH (g)	Fett (g)	EW (g)
Pfeffer, weiß, getrocknet (weißer Pfeffer)	278	1166	4,5	51,9	3,3	11
Pfefferminze (frisch)	44	185	0,5	5,5	0,5	4
Pfefferminztee	3	13	0	0,5	0	0,1
Pfefferschoten, Peperoni	20	83	0	0,7	0,6	2,9
Pfifferlinge (Eierpilze, Eierschwammerln, Rehlinge)	11	47	0	0,2	0,5	1,5
Pfifferlinge, getrocknet (Eierpilze, Eierschwammerln, Rehlinge)	93	391	0	1,8	2,2	16,5
Pfirsiche	41	176	1	8,9	0,1	0,8
Pflaumen	48	205	1	10,2	0,2	0,6
Piment, getrocknet (Nelkenpfeffer)	314	1318	4	50	9	6
Porree	24	103	0	3,2	0,3	2,2
Portulak, gewöhnliches Tellerkraut, Kuba-Spinat, Winterportulak, Postelein	29	119	0,5	4,5	0,4	1,6
Preiselbeeren (Moosbeeren)	35	148	0,5	6,2	0,5	0,3
Quitten, Apfelquitten, Birnenquitten	39	165	0,5	6,9	1	0,4
Radicchio (Lollorosso, Lollo rossa, roter Lollo), Radicchio-Treviso	13	53	0	1,5	0,2	1,2
Radieschen	14	58	0	2,2	0,1	1
Reineclaude, Reneclode, Reneclaude, Reneklode, Ringlotte, Ringlo	45	187	1	10,2	0,2	0,2
Rettich (stark basisch wirkend)	13	57	0	1,9	0,2	1
Romanasalat, Römersalat, Römischer Salat, Lattuga, Kochsalat, Bindesalat, Lattich, Fleischkraut, Zuckerhut, Herbstzichorie, Herbstchicorée	16	67	0	1,8	0,2	1,6

Lebensmittel-Nährwerte (pro 100 g)	kcal	kJ	BE	KH (g)	Fett (g)	EW (g)
Romanesco -Blumenkohlart	30	127	0	4,5	0,5	1,7
Rosinen (stark basisch wirkend)	277	1178	6	63,9	0,6	2,5
Rosmarin, frisch	60	252	1	10	2	0
Rote Rüben (Rote Beeten, Rote Beten, Randen, Rahnen, Rohnen stark basisch wirkend)	41	175	0	8,6	0,1	1,5
Rotkohl, Rotkraut, Blaukraut	22	92	0	3,5	0,2	1,5
Rucola, Eichblattsalat, Rauke	11	48	0	1,1	0,2	1,3
Safran (Crocussativus), getrocknet	356	1496	5	61,5	6	11,5
Salbei-Gewürz, getrocknet	334	1403	3,5	43	12	11
Salbei, frisch	87	365	1	12	3,2	1,9
Salbeitee	9	38	0	0,9	0,4	0,4
Salzkartoffeln, gekocht (stark basisch wirkend)	70	298	1,5	15,4	0,1	1,8
Sauerampfer (stark basisch wirkend)	22	92	0	2	0,4	2,4
Schalotten (Edelzwiebeln, Lauchzwiebeln, Frühlingszwiebeln)	77	325	1,5	16,1	0,1	2,5
Schnittlauch, frisch	27	114	0	1,6	0,7	3,6
Schwarzwurzeln	16	66	0	1,6	0,4	1,4
Seetang (Seealgen, Meeresalgen)	54	228	1	12	0,5	1,8
Seetang, getrocknet (Seealgen, Meeresalgen)	278	1166	5	55	2	8
Sesampaste (Tahina, Tahini Sesampüree, Sesammus)	638	2680	0	1	60	18,1
Sesamsamen	598	2472	0	1	58	18,2
Shitake, Shijtake, Shiitake, getrocknet	336	1411	4,5	53	3,5	20,5
Sojabohnen, reif (Soyabohnen)	323	1350	0,5	6,3	18,1	33,7

Lebensmittel-Nährwerte (pro 100 g)	kcal	kJ	BE	KH (g)	Fett (g)	EW (g)
Sojaflocken (Soja-Flocken, Soyaflocken)	360	1512	0,5	4	20	37,5
Sojakleie	129	541	0,5	7	4	15
Sojamehl, Vollfett (Soyamehl)	347	1449	0	3,1	20,6	37,3
Sojamilch (Soyamilch)	36	151	0	0,7	1,9	3,6
Sojasahne (Soyasahne)	184	773	0	2	18	2
Sojasprossen (Soyasprossen)	50	211	0,5	4,7	1	5,5
Spargel (stark basisch wirkend)	18	77	0	2,2	0,2	1,9
Spinat, Blattspinat (stark basisch wirkend)	15	64	0	0,6	0,3	2,5
Spirulina, getrocknet (Algen in alkalischen Binnengewässern, antiviral gegen Epstein-Barr-Virus)	376	1579	0	3	12	60
Spitzkohl (Zuckerhut)	23	97	0	2,7	0,4	2
Stachelbeeren	37	158	0,5	7,1	0,2	0,8
Steinpilze (Fichtensteinpilz, Bronzeröhrling bzw. Schwarzhütiger Steinpilz, Sommersteinpilz, Kiefernsteinpilz, Herrenpilze)	20	85	0	0,5	0,4	3,6
Steinpilze, getrocknet (Fichtensteinpilz, Bronzeröhrling bzw. Schwarzhütiger Steinpilz, Sommersteinpilz, Kiefernsteinpilz, Herrenpilze)	124	523	0,5	4,1	3,2	19,7
Sternfrucht, Carambole, Karambole (oxalsäurehaltig)	44	185	1	9,5	0,3	0,5
Stielmus, roh, Rübstielmus	28	116	0	2,8	0,6	2,5
Süßkartoffeln, Batate, Weiße Kartoffeln, Knollenwinde, süße Kartoffeln	111	467	2	24,1	0,6	1,6
Tee, grün, ohne Zucker (Grüner Tee, Grüntee)	0	2	0	0,1	0	0

Lebensmittel-Nährwerte (pro 100 g)	kcal	kJ	BE	KH (g)	Fett (g)	EW (g)
Tee, Kräutertee	3	13	0	0,5	0	0,1
Tee, Mate grün /geröstet	0	2	0	0	0	0,1
Tee, weiß, ohne Zucker (Weißer Tee, Weißtee)	0	2	0	0,1	0	0
Thymian, getrocknet	292	1227	4	45	7,5	9
Thymiantee	3	13	0	0,5	0	0,1
Tomaten, Paradeisa, Paradeiser passiert (stark basisch wirkend)	19	79	0	2,7	0,2	1,2
Tomatensaft	17	71	0	2,9	0,1	0,8
Trüffeln, Trüffelpilze	40	167	0	3	1	4,3
Vanilleschoten (Orchideenart), getrocknet	278	1166	5	56,1	3,3	4
Wakame (Seaweed, Braunalgen z. B. für Miso) Achtung: etwa 15 mg Jod pro 100 Gramm!	55	229	1	9	1	2
Wassermelonen	37	159	1	8,3	0,2	0,6
Weintrauben, rot (Weinbeeren)	74	312	1,5	17	0,3	0,7
Weintrauben, weiß (Weinbeeren)	67	286	1,5	16,1	0,3	0,7
Weiße Rüben, weiße Rübchen, Mairübchen, Mairüben, Nevetten, Navets	24	103	0	4,6	0,2	1
Weißkohl, Weißkraut, Kappes, Kaps, Kabis	25	104	0	4,1	0,2	1,4
Weizenbier (Weiße, Weißbier, Hefeweizenbier, Hefeweißbier)	52	222	0,5	3	0	0,3
Weizenbier alkoholfrei (Weiße, Weißbier, Hefeweizenbier, Hefeweißbier)	24	101	0,5	5,4	0	0,4
Wirsingkohl, Wirsching (stark basisch wirkend)	25	107	0	2,4	0,4	3

Lebensmittel-Nährwerte (pro 100 g)	kcal	kJ	BE	KH (g)	Fett (g)	EW (g)
Ysopblätter (Bienenkraut, Duftisoppe, Eisenkraut, Eisop, Esope, Essigkraut, Gewürzysop, Heisop, Hisopo, Hizopf, Ibsche, Isop, Ispen. Josefskraut)	30	126	0	2,9	0,6	3
Zimtstangen, Zimtpulver	283	1189	5	57	3,5	4
Zitronen	35	151	0,5	3,2	0,6	0,7
Zitronenmelisse, frisch	50	205	0,5	5,5	1	4,2
Zitronensaft	26	109	0	2,4	0,1	0,4
Zucchini, Zucchetti, Zuchine; Zucchine (Kürbis-Art)	18	76	0	2	0,4	1,6
Zuckermelonen, Honigmelonen	54	230	1	12,4	0,1	0,9
Zwetschgen, Zwetschen, Zwetschken, Quetschen	40	168	1	8,9	0,1	0,6
Zwiebeln, rote Zwiebeln (stark basisch wirkend)	28	117	0	4,9	0,3	1,3

Legende:

kcal = Kilokalorien

kJ = Kilo-Joule

BE = Brot-Einheiten (gerundet)

KH (g) = enthaltene Kohlenhydrate in Gramm

Fett (g) = enthaltenes Fett in Gramm

EW (g) = enthaltene Eiweiße/Proteine in Gramm.

1g Fett = 9,3 kcal

1g EW = 4,2 kcal

1g KH = 4,1 kcal

1g Alkohol = 7,0 kcal

1g org. Säure = 3,0 kcal

Quelle: http://www.lebensmittel-tabelle.de/basische-lebensmittel.html

Einige Tropenlebensmittel mit starker Heilkraft

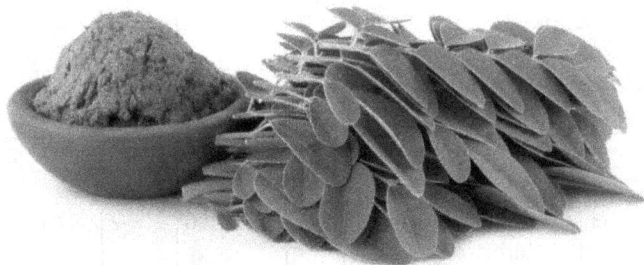

Moringabaum (Moringa Oleifera) – die nährstoffreichste Pflanze der Welt, in Kamerun als „mother's best friend" oder „Baum des Lebens" bekannt, heilt viele Krankheiten

Ich werde darüber ausführlicher in dem Buch „Gesund und vital: Heilkraft aus den Tropen" berichten.

Dieser Baum scheint eine der wertvollsten Pflanzen und Lebensmittel für unsere Gesundheit zu sein.

In Kamerun kann man fast alles an diesem Baum essen (Blätter, Rinde, Samen, Blüten, Schoten usw.). Ich habe lange gebraucht, um den wissenschaftlichen Namen dieser Pflanze zu kennen. In Kamerun nennt man sie nur „Stirb-nicht-Pflanze, Mutters bester Freund, Baum des Lebens" usw. Ich wusste, dass der Baum ein Wunderbaum ist, ohne genau zu wissen warum. Erst als ich mehr darüber erfahren wollte und intensiv alle Pflanze in Kamerun studierte, fand ich den Namen und war nicht überrascht, dass es weltweit schon wissenschaftliche Literatur und Studien darüber gab. In Kamerun benutzt man ihn, um viele Krankheiten zu behandeln, wie Anämie, Krebs, Mutter- und Kindersterblichkeit, Diabetes, Hautkrankheiten, Entzündungen, Wundheilung, Herz-Kreislauf-Erkrankungen, Rheuma, Demenz, Parkinson, AIDS, Augen und Zahnkrankheiten, Impotenz, Bronchitis, Fieber, brüchige Knochen, Unterernährung, Durchfall, Magenschmerzen, Pilzinfektionen, kranke Darmflora und viel mehr.

Weiterhin kann Moringa verwendet werden, um Wasser durch die Zerstörung von 90 bis 99% der Bakterien zu reinigen. Seine Samen enthalten 40% Öl. Dieses Öl wertvoller wie Olivenöl. Moringa ist ein Top Bio-Futtermittel für Tiere und ein hervorragendes Düngungsmittel.

Er besitzt einen enorm hohen **Gehalt an Nährstoffen, Vitaminen und Mineralstoffen** und hat ein extremes und außergewöhnliches antioxidatives Potential.

„Die Kombination und Zusammensetzung der **Vitalstoffe** ist sehr konzentriert, ausgewogen und einzigartig unter allen bekannten Pflanzen" steht zu lesen auf http://www.moringafarm.eu/. Laut dieser Seite enthält der Moringabaum:

- 14 Vitamine

- 13 Mineralien

- 8 essentielle Aminosäuren

- 10 nicht essentielle Aminosäuren

- Omega-3-, -6- und -9-Fettsäuren

- sekundäre Pflanzenstoffe

- über 46 Antioxidantien

- Zeatin, Salvestrole und Chlorophyll

Auf der Seite ist weiterhin zu lesen:

„ ...Vergleichsergebnisse von Moringa Blattpulver zu 1058 Lebensmitteln, basierend auf der Grundlage des Ernährungs-Informations-Systems der Universität Hohenheim.

- ***100 Gramm Blattpulver*** *aus Moringa Oleifera enthalten im Vergleich:*

- *17 x so viel **Calcium** wie 3,5%ige Kuhmilch*

- *1,3 x mehr essentielle **Aminosäuren** als Eier*

- *6 x mehr Alpha-**Linolensäure** als Linolsäure*

- *1,9 x mehr **Ballaststoffe** als Vollkornweizen*

- *8,8 x mehr **Eisen** als ein Rinderfilet (Lende)*

- *6 x mehr herzschützende **Polyphenole** als Rotwein*

- *4,7 x mehr **Folsäure** als Rinderleber*

- *4,5 x mehr **Vitamin E** als Weizenkeimlinge*

- *1,5 x mehr **Zink** als ein Schweineschnitzel*

- *etwa so viel **Vitamin C** wie ein Obstsalat*

- *7 x mehr **Magnesium** als Garnelen*

- *37 x mehr **antioxidative Wirkung** als Weintrauben*

- *6,9 x mehr **Vitamin B1** und **B2** als Hefe*

- *x mehr **Kalium** als Bananen*

- *bis 3 x mehr augenschützendes **Lutein** als Grünkohl*

- *x mehr **Vitamin A** als Karotten*

- *sehr hohe Anteile an **ungesättigten Fettsäuren** (Omega 3, 6 und 9)*

- *des Weiteren sehr große Mengen an natürlichem **Chlorophyll**"*

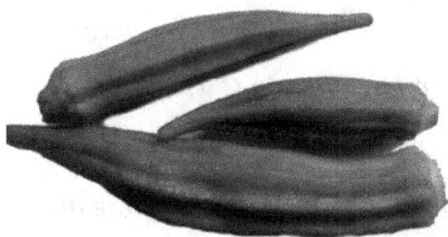

Okra, ein weiteres Wunder (Heil-) Lebensmittel, Quelle vieler Vitamine und Mineralstoffe

„Wer sich regelmäßig Okraschoten schmecken lässt, tut seinem Darm offenbar einen großen Gefallen. Das grüne Gemüse aus Afrika ist auf dem Vormarsch nach Europa. Dabei bewährt es sich nicht nur als wandelbare Zutat in der Küche, sondern entfaltet als geschätzte Heilpflanze auch seine gesundheitsfördernden Kräfte".
www.zentrum-der-gesundheit.de

Nährwerte Okra* pro 100g / Tagesbedarf eines Erwachsenen

Energie: 81 kJ / 19 kcal
Ballaststoffe: 4,9 g
Fett: 0,2 g
Kohlenhydrate: 2,2 g
Proteine: 2,1 g

Beta-Carotin: 394 µg / 800 µg
Vitamin C: 36 mg / 60 mg

Magnesium: 38 mg / 250-500 mg
Calcium: 64 mg / 800 mg
Eisen: 653 µg / 15 mg
Phosphor: 75 mg / 1000 mg

* Nährwertangaben für Okra laut DGE (Deutsche Gesellschaft für Ernährung)

Dazu kommen Vitamine B2, B3, B6, B9 und Kupfer

In Afrika ist Okra mehr als ein normales Lebensmittel, es ist ein starkes Antioxidationsmittel.

Okra hilft bei Darmproblemen, Diabetes, schmerzhafter Regel, Entzündungen in Mund und Rachen, Asthma, Erkältung, Fieber, Impotenz, trockener Scheide, Lustlosigkeit, Depression, schwachem Herzmuskel und vielem mehr.

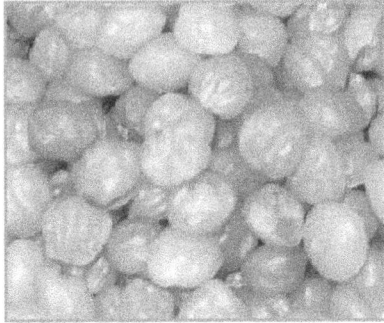

Djansang, Heilkraut aus Kamerun

Djansang oder Njangsa ist ein gelber Kern aus der grünen, nierenförmigen Frucht eines Baumes im Regenwald Afrikas. Er ist Nahrung und Medizin zugleich.

Das United States Department of Agriculture (USDA) und das Nationale Institut für Ernährung und Landwirtschaft der USA (NIFA) haben 2013 eine Studien über diesen Korn veranlasst, die zeigt, wie es wichtig ist.

Njangsa Kernöl ist reich an mehrfach ungesättigten Fettsäuren und Djansang ist reich an Kalzium, Magnesium, Eisen, Chlor, Phosphor, Kalium. Wie der Samen enthält das Öl Vitamin E und A, Proteine, Kohlenhydrate. Das Öl hat eine natürliche heilende und lindernde Wirkung für die Haut bei

Verbrennungen. Es bietet auch Schutz gegen Sonnenbrand. Den Wert dieses Öls haben Kosmetikfirmen erkannt und benutzen es in zahlreichen Cremes. Die Frauen in Kamerun benutzen dieses Öl, um eine elastische und faltenfrei Haut zu haben.

Geröstet und zu einer Paste gemahlen, werden die Samen auch verwendet, um eine köstliche Sauce, erinnernd an Erdnusssauce, zu machen. Man kann aber die Kerne auch einfach so pürieren und Saucen damit verfeinern.

Die Blätter und Rinde von Djansang werden benutzt um zahlreiche Krankheiten zu heilen oder ihnen vorzubeugen: Husten, Malaria, Gelbfieber, Magenschmerzen, Durchfall, Rheuma, Schlaflosigkeit, Herz-Kreislaufkrankheiten, Entzündungen in Körper. Augenentzündungen und Unfruchtbarkeit bei Frauen. Es ist ein sehr starkes Antioxidant gegen freie Radikale.

Djansang wird auch als natürliche Antibaby-Pille benutzt, es verbessert die Qualität der Muttermilch und stärkt die sexuelle Lust und Potenz bei Frau und Mann.

Djansang enthält Lupeol. Lupeol ist ein sekundärer Pflanzenstoff, der zu den pentacyclischen Triterpenen gehört und zugleich zur Gruppe der Alkohole zählt. Lupeol ist seit mehr als hundert Jahren bekannt und ist als potentiell leicht verfügbares Malaria- und Krebsmittel mit geringer Toxizität für die medizinische Forschung von Interesse. Es soll das Wachstum der Tumorzellen hemmen. Durch das Lupeol wirkt Djansang ist auch antimikrobiell.

Djangsang-Kerne kann man in den meisten Afro-Shops kaufen oder im Internet. Achtung vor Pulver, es enthält oft Beimischungen. Am bestens kauft man die Kerne und püriert sie selbst. Dann fügt man ein bisschen Olivenöl hinzu, lässt das Ganze ein paar Tage stehen und filtert es dann. Das Öl benutzt man auch für die Haut. Du wirst nach einiger Zeit erstaunliche Ergebnisse erleben.

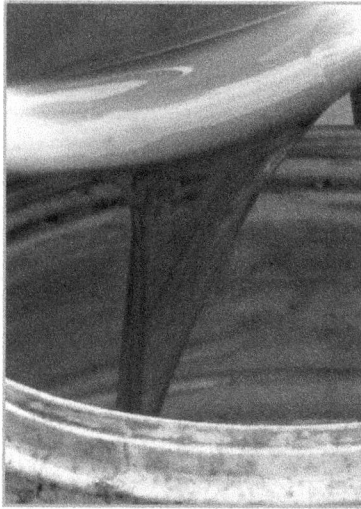

Palmöl

„Das Rote Palmöl gilt als wahrer Nährstoff-Pool. Neben seiner ausgezeichneten Fettsäuren-Zusammensetzung enthält es auch Phytosterole, Flavonoide, Phenolsäuren, Glycolipide, Vitamin K, Q-10 und Squalen.

Zudem ist es DIE Quelle für Vitamin E, denn es besitzt alle vier Tocotrienole, deren enorme antioxidative Aktivität bis zu 60 Mal höher ist als jene von normalem Vitamin E. In Verbindung mit seinem Beta-Carotin, Alpha-Carotin, Lycopin sowie weiteren 20 Carotinen ist es ein ausgezeichnetes antioxidatives Lebensmittel, das Zähne und Zahnfleisch vor den Angriffen freier Radikale

schütz." So das Zentrum der Gesundheit
(www.zentrum-der-gesundheit.de).

Kokosnuss und Kokosöl

Kokosöl zählt aufgrund seiner vielfältigen positiven
Auswirkungen auf die Gesundheit zu den
wertvollsten Lebensmittel. Es wirkt antibakteriell,
antiviral, antifungal und antiparasitär.

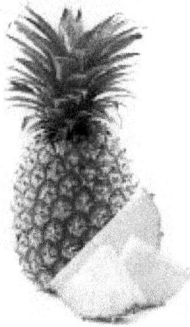

Ananas Gute-Laune-Frucht, Ideal für Gehirn, Psyche und bei Übersäuerung und zur Bekämpfung viele Krankheiten

Die Ananas ist nicht nur eine leckere Frucht, sie ist eine starkes Heilmittel, das unserem Körper wichtige Mineralien und Spurenelemente, wie Magnesium, Calcium, Phosphor, Kalium, Eisen, Mangan, Zink und Jod zuführt. Die tropische Gute-Laune-Frucht ist auch ein Lieferant wichtiger Vitamine, unter anderem von Beta-Carotin (Pro-Vitamin A), Biotin, Vitamin C, Vitamin E, Riboflavin, Thiamin, Niacin, und vielen mehr. Frischer Ananassaft wirkt sehr positiv bei Fieber.

Ananas ist eine ideale Frucht, die bei der Entsäuerung des Körpers eine wichtige Rolle spielt, denn sie wirkt aufgrund ihrer Mineralstoffe sehr basisch.

Auch für die Psyche und bei Stresssituationen wirkt die Ananas wahre Wunder, sie macht gute Laune, ist gut für das Gehirn und die Haut und fördert die Lust am Sex. Sie enthält natürliches Vanillin und den Neurotransmitter Serotonin und dessen Vorstufe Tryptophan, die gute Laune, gute Stimmung, Entspannung und Zufriedenheitsgefühle stimulieren, Heißhungerattacken bremsen, Zorn, Unruhe, Aggressivität, Ängsten und Nervosität entgegenwirken und außerdem euphorisierend und erotisierend wirken.

Tryptophan wird in den USA sogar als Antidepressivum, in Deutschland hingegen als mildes Schlaf- und Beruhigungsmittel angeboten. Es wurde festgestellt, dass Menschen, die Depression haben, einen sehr niedriger Serotoninspiegel haben.

In Afrika wird Ananas auch bei Hautproblemen, Verletzungen, inneren und äußeren Entzündungen, Scharlach, Blasenbeschwerden, Nierenentzündungen, Magen- und Verdauungsproblemen, Muskelverspannungen und Krämpfen, usw. eingesetzt. Sie wirkt entzündungshemmend.

Wegen ihres Enzyms Bromelain hilft die Ananas, dem Körper Fett zu verbrennen und ihn zu entschlacken. Bromelain kann auch gegen Krankheiten, wie z.B. Krebs helfen, sagen manche Studien.

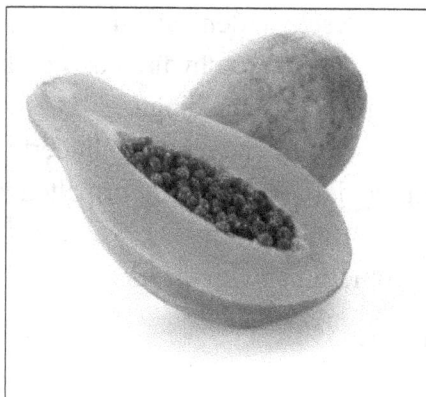

Papaya, die Alleskönnerin

In Kamerun, meiner Geburtsheimat, wurde Papaya nicht nur als leckere, kalorienarme Frucht gemocht, sondern auch als Arzneimittel benutzt.
Internationale wissenschaftliche Studien belegen diese Erkenntnisse und dieses Wissen aus Afrika über die Wirkung der Papaya für die Gesundheit von Menschen und Tieren.

Man kann alles an der Papaya gebrauchen, die Haut der Frucht, das Fruchtfleisch, die schwarze Kerne, die Blätter und den Saft des Baumes.

Wegen ihres Enzyms Papain und den essentiellen Nährstoffen, die sie enthält (Magnesium, Calcium, Kalium Mangan, Eisen, Selen, Phosphor, Kupfer, Zink, Ballaststoffe), kann die Papaya gegen viele Krankheiten helfen.

Magen-Darm-Beschwerden, Blähungen, Verstopfungen, Magengeschwüren und Parasiten und bauchspeicheldrüsenbedingte Verdauungsbeschwerden werden gelindert. Verantwortlich dafür ist das proteinspaltende Enzym Papain und die Ballaststoffe. Die Kerne der Papaya werden in Kamerun als Entwurmungsmittel benutzt

Papaya hilft bei:

- Cellulite

- Falten und Hautprobleme

- Wundheilung

- Verbrennungen

- Ungesundem Sperma

- Entzündungen, Ödemen und Schwellungen (Papaya Blätter)

- Rheuma

- Krebszellen, wegen der enthaltenen Antioxidantien (Vitamine, Mineralien, Spurenelemente, Enzyme), die bekanntlich unsere Zellen schützen, indem sie uns vor freien Radikalen schützen

- Und viel mehr

Die Papayakerne sind noch wertvoller als die Frucht selbst. Sie werden in Afrika auch als Verhütungsmittel benutzt und sind sehr wichtig für die Gesundheit von bestimmten inneren Organen, wie der Leber.

Isoliertes Chymopapain wird zur Injektionsbehandlung von Bandscheibenschäden benutzt.

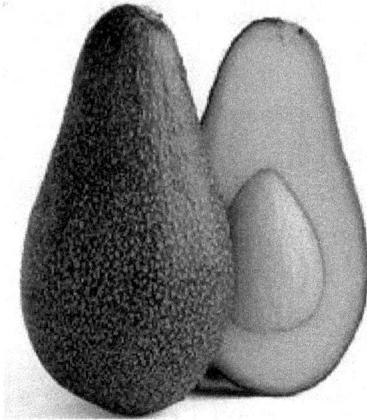

Avocado gegen das Cholesterin und Leukämie

Die Avocado ist eine Frucht mit sehr gesundem, pflanzlichem Fett, die sehr wichtige Vitamine (A, E, Beta und Alpha-Carotin, Biotin) enthält.

Die Avocado verbessert die Aufnahme von fettlöslichen Nährstoffen merklich.

Entgegen der früheren Annahme in den westlichen Ländern, dass die Avocado wegen ihres hohen Anteils an Fett auch dick mache, zeigen viele Studien, wie zum Beispiel die im Journal of the American Heart Association veröffentlichte, eindeutig, dass Avocado nicht dick macht, sondern sogar den Cholesterinspiegel senkt. Es heißt, dass schon eine Avocado pro Tag genügt, um den Cholesterinspiegel positiv zu beeinflussen. Was auch die Kenntnisse der Menschen in Kamerun bestätigen. In Kamerun wird eine Avocado sogar noch mit pflanzlichem Öl zubereitet, damit ihre vitalisierende Stoffe noch schneller und stärker im Körper wirken. Die Menschen in Kamerun sind vorwiegend sportlich und muskulös.

Avocados können helfen, eine seltene, aber tödliche Art der Leukämie-Erkrankung. die myeloischen Leukämie (AML) zu bekämpfen, wie eine Studie aus Kanada bestätigte. „Die Fettmoleküle der Avocado greifen die Stammzellen der Leukämie-Erkrankung an und wir müssen ehrlich zugeben, dass es auch heutzutage nur wenige Medikamente gibt, die dazu in der Lage sind", sagten die Forscher.

Avocado wird auch genutzt, um Magen-Darm-Beschwerden zu lindern, Zähne und Knochen zu stärken und sie spielt eine Rolle beim Sehvorgang und beim Muskelaufbau, sagte mir mein Lehrer während meiner Rituallehre.

Avocadokerne sind auch ein Heilmittel. Darüber und über weitere Früchte werde ich in den kommenden Büchern „Die Heilkraft der Tropenfrüchte" und „Die Heilkraft von Lebensmitteln aus den Tropen: Gemüsen, Wurzelknollen, Kräutern, Nüsse" detailliert berichten.

AUFPASSEN: gezüchtete Südfrüchte haben nicht mehr die gleiche Wirksamkeit für die Gesundheit. Avocados aus Südspanien zum Beispiel sind, wie viele Südfrüchte, die von dort kommen, vitalstoffarm. Bio-Früchte garantieren die positivsten Ergebnissen.

SEX und Bewegung
Keine Lebensmittel, aber als natürliche Mittel helfen sie auch gegen psychische und körperliche Krankheiten

Bewegung ist eine gute Unterstützung beim Abnehmen.

Sport und Bewegung helfen, die Muskulatur zu stärken und den Stoffwechsel anzuregen, was dazu führt, dass die Fettverbrennung beschleunigt und gesteigert wird.

Ich finde ein moderates Sporttreiben am besten, zum einen, um nicht sehr schnell wieder die Lust zu verlieren und zum zweiten, weil du sofort wieder zunimmst, wenn du erst sehr viel Sport machst und dann keinen mehr.

Besonders wenn man schon sehr kräftig war, ist es ratsam, das Abnehmen mit Sport zu kombinieren, damit du hinterher nicht dünn aussiehst, aber dafür die Haut hängt.

Als Sport reicht es schon ein bisschen zu joggen, zu walken, öfter spazieren zu gehen und vieles zu Fuß zu machen. Besorge dir ein Trampolin und hüpfe zu Hause jedes Mal, wenn du ein paar Minuten Zeit hast: Du wirst erstaunen, wie ein bisschen Bewegung deinem Körper und deiner Seele gut tut.

Sex allein hilft meiner Meinung nach nicht so sehr beim Abnehmen. Aber bestimmte Sexpraktiken doch. Wenn der Sex aktiv und intensiv ist, mit vielen Bewegungen und wechselnden Stellungen und mindestens 10 Minuten dauert, kann er auch bewirken, dass Kalorien verbrannt werden.

Gifte in Lebensmitteln, Gegenmaßnahmen und Alternativen

http://www.gesundheitstabelle.de/index.php/
schadstoffe-gifte/gifte-lebensmittel

Gift	Empfehlungen, Was tun	Alternativen
Acrylamid	Seltener Konsum von Kartoffelchips, Pommes frites / Frittiertes nicht über 175°C erhitzen. Pommes frites lieber hell, dick, saftig, als dünn, dunkel und trocken.	Z.B. Maischips statt Kartoffelchips
Agaritin	Champignons nicht roh essen! Agaritin wird beim Kochen/Braten vernichtet (ab 70°C).	Gegarte Champignons. Keine ungekochten, getrockneten Pilze essen
Alkohol (Ethanol)	Nicht jeden Tag trinken, möglichst nie „besaufen"	THC; Spaß haben ohne Drogen ;)
Anthrachinon	Vorerst seltener Schwarz- und Grüntee trinken, warten bis Problem gelöst wurde...	Andere Teesorten, vornehmlich Bio-Tees (Bio-Schwarztee enthält jedoch nicht weniger Anthrachinon)

Gift	Empfehlungen, Was tun	Alternativen
Antibiotika	Wenig oder kein Fleisch essen. Konsum von Milchprodukten reduzieren. Meeresfrüchte aus Aquakultur, nur Bio	Fleisch und Milchprodukte aus Bio-Produktion (Bio-Tiere dürfen nur ein Mal Antibiotika in ihrer Lebenszeit bekommen)
Aluminium	Insbesondere säurehaltige Lebensmittel meiden, die mit Aluminium in Berührung kommen.	Kochtöpfe aus Stahl, Getränke in Glasflaschen, anstatt in Dosen
Arsen	Reis vor dem Kochen waschen oder einweichen und das Wasser abkippen! Besonders belastet: Reis aus Asien	Geschälter Reis weniger belastet, parboild Reis höher, Vollkornreis am höchsten.
Aspatarm	Der Konsum von Aspatarm sollte gemieden werden: Krebsverdacht. Für Allergiker bedenklich. Viele unterschiedliche Meinungen und Einschätzungen!	Stattdessen Zucker in Maßen oder Stevia
Azofarb-stoffe	Gefärbte Lebensmittel und Süßigkeiten, die knallrot oder gelb sind, sind häufig mit Azofarbstoffen gefärbt.	Natürliche Lebensmittelfarben
BHT	Häufige Aufnahme vermeiden.	Produkte ohne BHT

Gift	Empfehlungen, Was tun	Alternativen
Benzol	Lebensmittel meiden, die sowohl Benzoesäure als Konservierungsstoff als auch Ascorbinsäure enthalten!	Produkte ohne Benzoesäure.
Benzoe-säure / Natrium-benzoat	Konsum reduzieren, insbesondere, wenn E 210 in Getränken mit Ascorbinsäure enthalten ist. E-Nummer: E 211	Konservierungsstoffe meist nicht unbedingt notwendig
Bisphenol A (BPA)	Löst sich aus Plastik beim Erhitzen in Mikrowelle oder Wasserkocher heraus!	Polyethylenver-packungen enthalten meist kein BPA. Der Ersatzstoff BPS ist im Übrigen ebenso schädlich.
Cadmium	Bio-Lebensmittel haben geringere Cadmium-Anteile, da sich Cadmium an Phosphate (Kunstdünger) anlagert. Bitterschokolade aus Südamerika viel stärker belastet als afrikanische. Weniger Schokolade essen.	Bio-Lebensmittel, afrikanische Schokolade (Achtung Kinderarbeit)
Cholesterin		Keine. Cholesterin ist wichtiger Stoff. Tipp: Kein Fleisch konsumieren, bzw. tierische Fette in der Ernährung stark reduzieren.

Gift	Empfehlungen, Was tun	Alternativen
Cumarin	Produkte mit Cassia-Zimt meiden. Offizieller Grenzwert für Cumarin: nicht mehr als 4 Zimtsterne für Kinder pro Tag!	Ceylonzimt, andere Gewürze
Cyclamat	Cyclamat meiden.	Zucker in Maßen, Stevia
Fungizide	Vorsicht bei Caipirinha mit nicht-bio Limetten! Obst, Gemüse gut waschen!	
Gehärtete Fette	Margarine und Fertigprodukte meiden.	Olivenöl, Bio-Margarine ohne gehärtete Fette, Butter
Gentechnisch veränderte Lebensmittel	Gentechnisch veränderte Lebensmittel meiden und politisch bekämpfen.	Konventionell, durch Kreuzung gezüchtete Lebensmittel
Gesättigte Fettsäuren		Pflanzliche Fette, v.a. Diestel-, Oliven-, Raps- und Sonnenblumenöl. Reduktion des Konsums tierischer Fette!
Glutamat / Geschmacksverstärker		Qualitativ hochwertiges Essen benötigt keinerlei Geschmacksverstärker. Hefeextrakt enthält weniger Glutamat als das industriell hergestellte E-621.

Gift	Empfehlungen, Was tun	Alternativen
Glycidamid	Seltener Konsum von Kartoffelchips, Pommes frites / Frittiertes nicht über 175°C erhitzen. Pommes frites lieber hell, dick, saftig, als dünn, dunkel und trocken. Bratöl sollte wenig ungesättigte Fettsäuren enthalten.	Z.B. Maischips statt Kartoffelchips
Glyphosat	Glyphosat ist vermutlich krebserregend und ist durch die tägliche Aufnahme durch den Menschen ein entscheidendes Gesundheitsrisiko.	Bio-Nahrungsmittel! Für die Herstellung von Lebensmitteln aus konventioneller Landwirtschaft werden sehr häufig glyphosathaltige Pestizide verwendet.
Histamin		Diese Nahrungsmittel meiden, Konsum reduzieren. Insbesondere Rotwein. Histaminfreier Wein ist käuflich zu erwerben.
Melamin		Melamingeschirr ohne Erhitzen gut verwendbar. Alternativen natürlich Porzellan und Steingut.

Gift	Empfehlungen, Was tun	Alternativen
Methanol		Weniger Alkohol trinken, oder weniger belastete Getränke höher belasteten vorziehen.
Mineralöl (MOSH / MOAH)		Keine Lebensmittel essen, die direkten Kontakt zu bedruckter oder recycelter Papierverpackung hatten.
Natrium-nitrit, Nitritpökel salz	Wurst/Käse mit Nitrit auf keinen Fall über 130 Grad erhitzen! Pizza keinesfalls mit Salami, Schinken, Gouda belegen! Sonst entstehen bei der Verdauung krebserregende Nitrosamine. Gefährlich für Babys.	Käse und Wurst mit anderen Konservierungs-mitteln oder unkonserviert
Natriumflu orid, Fluor	Alle Produkte mit Fluoriden meiden!!!	Meersalz (und Zahnpaste) ohne Zusätze
Natamycin	Käserinde auf keinen Fall mitessen, es sei denn, sie wird auf der Verpackung explizit als essbar bezeichnet. Rinde und 5 mm vom Käse abtrennen und wegwerfen, da Natamycin auch in den Käse hineindiffunidert	Bio-Käse enthält kein Natamycin.

Gift	Empfehlungen, Was tun	Alternativen
Nitrat		Weniger betroffene Gemüse vorziehen. Vor allem in den Wintermonaten.
Patentblau		-
PET-Flaschen: Acetaldehyd/ Östrogen		Glasflaschen! PET-Flaschen sind überflüssig.
Phthalate	Packungen mit Weichmachern grundsätzlich meiden! Vor allem wenig Lebensmittel aus Konservendosen essen.	Kunststoffe ohne Weichmacher, alternative Verpackungsmaterialien
Phytoös-trogene	Nicht zu viel Soja essen und nicht jeden Tag. Bei normalem Konsum überwiegen die positiven gesundheitlichen Eigenschaften deutlich. Kinder sollten nur **wenige** Sojaprodukte essen.	Für Vegetarier: Statt Tofu auch mal Ei, Käse, Saitan, Falafel essen.
Polyzyklische Kohlenwasser-stoffe (PAK)	Gegrillte Lebensmittel meiden. Insbesondere die schwarzen Stellen! Konsum geräucherter Lebensmittel reduzieren.	Braten statt grillen. Gasgrill statt Kohlegrill, ungeräucherte Nahrung vorziehen.

Gift	Empfehlungen, Was tun	Alternativen
Pyrrolizidin alkaloide	Lebensmittel meiden, bei deren Produktion giftige Pflanzen mit den Nahrungspflanzen vermischt werden können (leider sind das auch sehr häufig Kräutertees).	Lebensmittel, bei denen man sich über die Herkunft sicher sein kann. Bio-Tees sind nur selten mit dieser Substanz belastet.
Radioaktivi tät	Entsprechende Lebensmitteln meiden und sich weiterhin informieren, wie sich Strahlenwerte z.B. in Pazifikfisch (Seelachs / Fischstäbchen!) entwickeln.	Lebensmittel aus anderen Regionen / Fanggebieten (Fisch).
Saccharin		Stattdessen Zucker in Maßen oder Stevia.
Safrol		Diese Lebensmittel meiden oder nur in geringen Mengen aufnehmen.
Schimmelgi ft / Aflatoxine u.a.	Verschimmelte Lebensmittel wegwerfen! Insbesondere welche aus Getreide, Gemüse, Obst (bei Käse kann man ihn großzügig abschneiden).	Gefährdete Lebensmittel aus vertrauenswürdigen Ländern kaufen (Stichwort gute Lagerung)
Schmelzsal ze, Phosphate	Nicht essen. Bei Hamburgern weglassen	Guter Käse enthält keine Schmelzsalze und schmeckt sehr viel besser.

Gift	Empfehlungen, Was tun	Alternativen
Semicarb-azid		Beschichtungen ohne Weichmacher (z.b. Polyethylen, Polypropylen. Lebensmittel ohne entsprechende Verpackung.
Silikone		Rein pflanzliches Bratöl ohne Additive
Solanin	Stängel der Tomate rausschneiden und nicht essen. Jegliche Sprossen von Kartoffeln großzügig abschneiden. Keine grünen Kartoffeln oder Tomaten essen!	-
Stevia		Wenig Zucker
Sulfite		Wein ohne künstlich zugesetzte Sulfite
Trans-Fettsäuren		Risikolebensmittel meiden
Vanillin		Echte Vanille, Verzicht auf das Aroma
Zucker-kulör (Ammoniumsulfit)	Es gibt keine Grenzwerte, sollte aber gemieden werden.	Getränke ohne Farbstoffe oder mit natürlichen Farbstoffen wie Malzextrakt

Tipps für Veganer und Vegetarier

Lebens-mittel | Thema	Vorkommen | Verwendung	Tipps | Alternativen
Begriffe 'Vegan' und 'Vegetarisch'	Begriffe sind nicht geschützt.	Genau hinschauen, welche Zutaten auf Produkten ausgewiesen sind. Man sollte sich generell genau informieren, wenn man Vegetarier oder Veganer ist.
Bienen-wachs / Honig	Bienenwachs dient als Überzugmittel bei vielen Süßigkeiten. Honig wird pur gegessen und findet sich in vielen Fertig-produkten und Süßigkeiten.	Veganer verzichten meist auf Produkte mit Honig- oder Bienenwachsanteilen. Die Bienenhaltung wird von vielen Veganern als negativ gesehen.
Eier	Männliche Küken werden in der Regel direkt nach dem Schlüpfen aussortiert und getötet. Dies gilt ausdrücklich auch bei fast allen Bio-Eiern!	In manchen Bio-Läden finden sich auch Eier aus einer Tierhaltung, die männliche Küken am Leben lässt (zumindest bis zur Schlachtung). Die einzige wirklich tierfreundliche Variante beim Eierkonsum, sind Eier von Hof-Hühnern, die nicht zur Schlachtung gehalten werden und wo auch die Hähne nicht getötet werden.

Lebens-mittel | Thema	Vorkommen | Verwendung	Tipps | Alternativen
Eisen	Bei vegetarischer und veganer Ernährung sollte Rücksicht auf Eisen genommen werden.	Wer Veganer ist, sollte zumindest etwas darauf achten, regelmäßig eisenhaltige pflanzliche Lebensmittel zu essen.
Fleisch-ersatz	Vegetarier und Veganer haben in der Regel (genau wie ihre karnivorischen Artgenossen) das Bedürfnis nach der Aromanote "Umami". Als Fleischersatz eignen sich besonders gut Gemüsefrikadellen oder Tofu, Sojageschnetzeltes und Saitan, die in Bezug auf die Konsistenz sehr ähnlich sind. Wichtig ist aber die Zubereitung, sonst schmecken sie fade.	Tipp für Tofu/Soja-geschnetzeltes: Würzen mit reichlich Sojasauce, Kreuzkümmel und Koriander. Dann in Pfanne mit reichlich Öl und kleinge-schnittenen Zwiebeln braten (Sojage-schnetzeltes zuvor in kochendem Wasser einweichen).
Fruchtsäfte und Limonaden	Klare Fruchtsäfte werden meist mit Gelatine (z.T. Fisch-Gelatine) gefiltert. Die Gelatine ist im Endprodukt nicht mehr enthalten.	Direktsäfte, frisch gepresste Säfte. Limonaden ohne Saftanteil.

Lebens- mittel | Thema	Vorkommen | Verwendung	Tipps | Alternativen
Gelatine (E 441)	Weingummi/Gummi bärchen, Kaubonbons, Pudding etc. Tierisch: Vom toten Schwein oder Rind (Haut). **Achtung:** Auch in vielen Medikamenten, analogen Filmrollen und in Photopapier enthalten. Außerdem in Paintball-Munition.	Pektin, Agar-Agar, Stärke, Johannisbrotkernmehl Kelp-Alge. Einige weiche Süßigkeiten wie Lakritzschnecken enthalten keine Gelatine.
Glycerin (E 422)	Glycerin ist zum Teil tierischen Ursprungs.	Meistens ist Glycerin pflanzlicher Herkunft. Es fällt unter anderem als Reststoff in der Biodieselproduktion an.
Medika- mente	Sehr viele Pillen und Tabletten haben eine Hülle aus Gelatine.	Viele Medikamente sind auch mit nicht- tierischer Hülle verfügbar.
Käse (Lab)	Viele Käse werden mit <u>Lab</u> hergestellt und sind damit NICHT VEGETARISCH!	Beim Kauf von Käse ist darauf zu achten, dass auf der Packung "mit mikrobiologischem Lab hergestellt" steht.

Lebens-mittel | Thema	Vorkommen | Verwendung	Tipps | Alternativen
Margarine	Achtung: Margarinen sind nicht immer vegetarisch oder vegan. Zum Teil sind sie mit Fischöl (Omega-3-Margarinen) oder Molke angereichert.	Zutatenliste auf der Verpackung beachten!
Omega-3-Fettsäuren	Nahrungsergänzungsmittel häufig hergestellt aus Fisch und oder Robben.	Pflanzliche Träger von Omega-3-Fettsäuren sind verfügbar. Z.B. in Leinöl, Chiaöl, Perillaöl usw.
Milch-produkte	Vegetarier essen häufig Milchprodukte. Hierbei kann eine Reduktion der Aufnahme aus gesundheitlichen Gründen und aus Gründen des Tierschutzes sinnvoll sein.	Es wird ein Zusammenhang zwischen Milchkonsum und Krebserkrankungen vermutet. Auch zu beanstanden: Der Tierschutz in der Massentierhaltung.

Lebens-mittel | Thema	Vorkommen | Verwendung	Tipps | Alternativen
Proteine / Eiweiß	Eiweiße sind wichtig für eine ausgewogene Ernährung. Auch für Vegetarier und Veganer besteht eigentlich kein Mangel. Dennoch sollte man auf die tägliche Aufnahme auch eiweißhaltiger pflanzlicher Lebensmittel achten.	
Schellack (E 904)	Unbedenkliches Baumharz, das von Läusen aus dem Baum geholt wird. Möglicherweise für Veganer problematisch. Vegetarier dürften im Allgemeinen wenig Mitleid mit Läusen haben :)	Wird als Kunststoffersatz, Möbelpflege oder Nahrungsergänzungs mittel verwendet. Alternativen sind meist chemisch.

Lebens- mittel | Thema	Vorkommen | Verwendung	Tipps | Alternativen
Talg	Tierfett, das Bestandteil in vielen Kosmetika, Vogelfutter, Kerzen (Stearin), Schmiermitteln (z.B. für Saiten- instrumente) und zum Teil vegetarischen Speisen ist. Nicht verwechseln mit mineralischem Talk in Lebensmitteln (E-553b).	Rein pflanzliche Kosmetika. Naturkosmetika haben meist keine tierischen Bestandteile.
Taurin	In Energy-Drinks findet sich in der Regel Taurin als Zusatzstoff. Es erhöht laut Marketing angeblich die Konzentration, was aber wissenschaftlich nicht belegt ist. Taurin ist zwar ein Stoff, der in Säugetieren vorkommt, es gibt aber auch synthetisch hergestelltes.	Für Vegetarier und Veganer ist das Taurin in Energy-Drinks unbedenklich, da synthetisch hergestellt.

Lebens-mittel | Thema	Vorkommen | Verwendung	Tipps | Alternativen
Tier-versuche	Tierversuche werden meist in der medizinischen/ pharmazeutischen Forschung angewendet. Seltener auch für die Entwicklung von Kosmetika.	Für Kosmetika bestehen Listen von Unternehmen, die nicht von Tierversuchen Gebrauch machen (siehe Peta). Tierversuche für Medikamente und Grundlagenforschung können aus Konsumentensicht schwer verhindert werden.
Vitamin A	Zwei Drittel der Vitamin-A-Zufuhr stammt bei den meisten Menschen aus Fleisch- und Milchprodukten. Ein Mangel ist selten.	Veganer sollten darauf achten, genügend pflanzliche Lebensmittel mit der Vitamin-A-Vorstufe Carotine (Provitamin A) zu sich zu nehmen.
Vitamin B12	Vegetarier decken in der Regel ihren Vitamin B12-Bedarf über Milchprodukte und Eier.	Wer Veganer ist, sollte sich um eine ausreichende Vitamin B12-Aufnahme Gedanken machen. Über rein pflanzliche Nahrung kann eine solche nicht gewährleistet werden.
Vitamin D und Vitamin D3-Präperate	Vitamin D3 ist immer tierischer Herkunft. Gewonnen entweder aus Fisch, Milch, Eiern oder tierischen Fetten.	Synthetische Herstellung ist auch möglich.

Lebens- mittel | Thema	Vorkommen | Verwendung	Tipps | Alternativen
Wein	Tierische Zusatzstoffe. Billiger Wein und die meisten klaren Säfte werden mit Gelatine vom toten Schwein oder Fischen gefiltert. Gelatine ist zwar nicht mehr im Endprodukt enthalten, wurde aber für die Produktion verwendet.	Es gibt Hersteller, die den Wein anders filtern. Dies gilt vor allem für teurere Weine oder dann, wenn es auf der Verpackung vermerkt ist (Vegan).
Wolle / Wollfett	Wolle in der Regel vom Schaf. Wollfett zum Teil auch in Kosmetika enthalten.	Grundsätzlich in Ordnung. Ggf. fragwürdige Tierhaltung. Schafe werden (wie andere Zuchttiere) außerdem meist lange vor der natürlichen Lebenserwartung geschlachtet.

Lebens-mittel | Thema	Vorkommen | Verwendung	Tipps | Alternativen
Zusatz-stoffe	Viele Lebensmittel-Zusatzstoffe (E-Nummern) enthalten tierische Anteile, ohne dass dies dem Verbraucher unbedingt bewusst ist. Die Wichtigsten sind in dieser Tabelle aufgeführt, alle weiteren sind aus entsprechenden Tabellen zu entnehmen.	Wer sichergehen will, welche natürlichen Zusatzstoffe tierischer Herkunft ist, sollte die entsprechenden Tabellen studieren.
Zucker (Raffiniert)	Raffinierter Zucker wird in einigen Ländern zum Teil mit Tierkohle entfärbt (z.B. USA). In Deutschland wird dies nicht gemacht.	In der Regel braucht man sich hierzulande wenig Gedanken zu diesem Thema machen. In anderen Ländern ggf. recherchieren, ob dort Tierkohle in der Zuckerproduktion üblich ist.

Quelle: http://gesundheitstabelle.de/index.php/2012-11-04-20-02-49/tips-fuer-vegetarier-veganer

Nun hast du einen Einstieg bekommen, wie unsere Ernährung mit unserer Gesundheit zusammenhängt. Nachdem du nun viel darüber erfahren hast, was deinem Körper guttut und deine Gesundheit stärkt, kannst du im ersten Band in knapper Form mehr darüber erfahren, welche Lebensmittel dich wie und warum krank machen und Krankheiten auslösen oder verstärken.

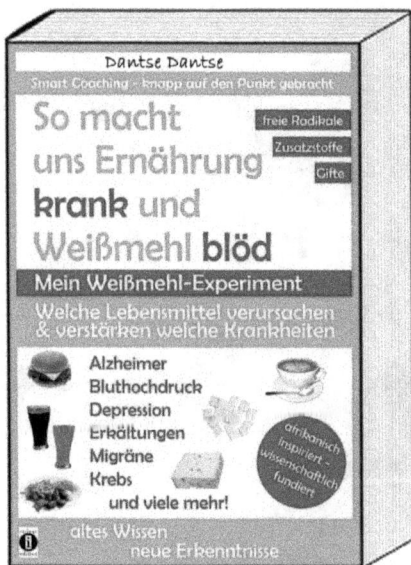

Dantse Dantse

„So macht uns Ernährung krank und Weißmehl blöd. Welche Lebensmittel verursachen & verstärken welche Krankheiten?"

indayi edition, 2015, ISBN 978-3-946551-13-3

Weitere Gesundheitsbücher bei indayi

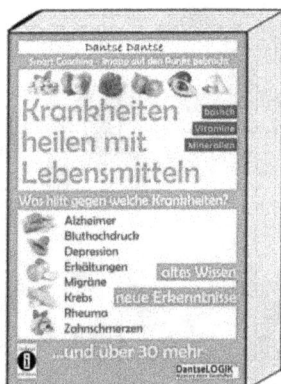

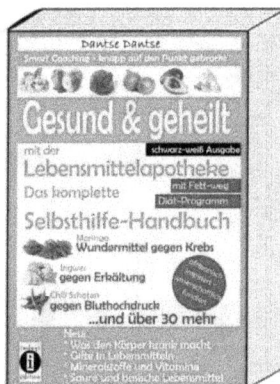

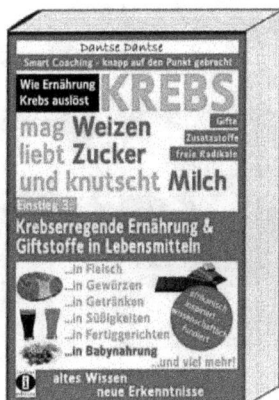

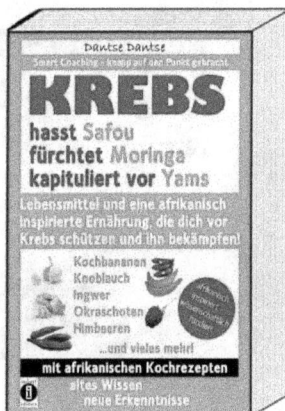

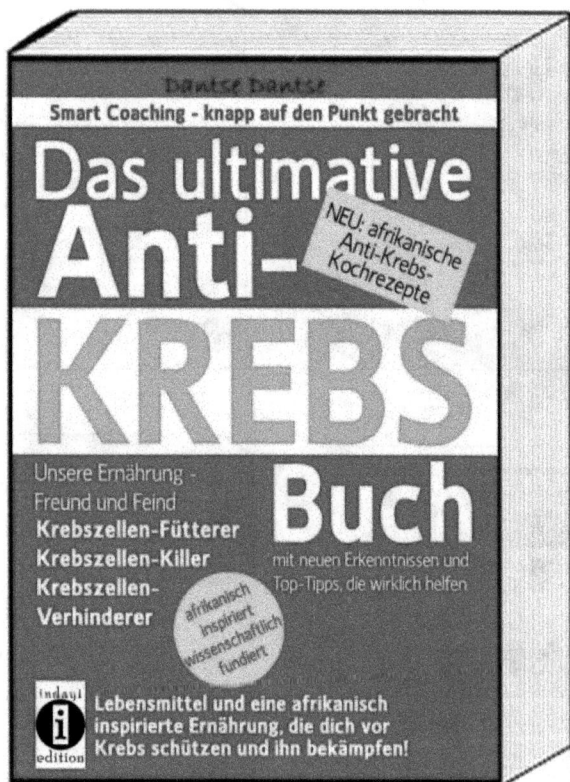

Dantse Dantse

Smart Coaching - knapp auf den Punkt gebracht

Das ultimative
Anti-

NEU: afrikanische
Anti-Krebs-
Kochrezepte

KREBS

Unsere Ernährung -
Freund und Feind
Krebszellen-Fütterer
Krebszellen-Killer
Krebszellen-
Verhinderer

Buch

mit neuen Erkenntnissen und
Top-Tipps, die wirklich helfen

afrikanisch
inspiriert
wissenschaftlich
fundiert

i indayi
edition

Lebensmittel und eine afrikanisch
inspirierte Ernährung, die dich vor
Krebs schützen und ihn bekämpfen!

120

www.ingramcontent.com/pod-product-compliance
Lightning Source LLC
Chambersburg PA
CBHW052037270326
41931CB00012B/2529